ナースのための聴診スキルの教室

MAX ASARI

Gakken

著者一覧（執筆順）

中島　槙男	株式会社泰斗工研技術顧問
高橋　敦彦	日本大学医学部総合健診センター医長
久代　登志男	駿河台日本大学病院内科学教授
岡安　大仁	元日本大学医学部教授
山田　秀樹	共立女子短期大学看護学科准教授
副島　和彦	昭和大学保健医療学部教授
能瀬　真奈美	昭和大学保健医療学部講師
堤　千鶴子	目白大学看護学部看護学科教授
城丸　瑞恵	昭和大学保健医療学部看護学科教授
樋口　恵子	昭和大学藤が丘病院看護部主任補佐
大日方絵美子	昭和大学横浜市北部病院7B病棟看護師

編集担当：鈴木敏行
カバー・表紙デザイン：下村成子（vincent）
カバー・表紙イラスト：あさりまゆみ
本文デザイン・DTP：下村成子（vincent）
編集協力：メディカル・ライフ
イラストレーション：飛田敏，マウスワークス
3DCG制作：(株)メタ・コーポレーション・ジャパン

刊行にあたって

　本書は，『月刊ナーシング』2004年3月号で創刊300号記念特別企画"My聴診器を使いこなす"として編まれた内容をもとに，改めて見直したうえで必要と思われる増補や改訂を施したものです．ナースに必要なフィジカルアセスメントの手技としての「聴診スキル」にテーマを特化し，聴診器を「単なる血圧測定の道具」から「患者さんの身体の情報を得る道具」へとグレードアップするための「入門編」という位置づけです．

　雑誌で企画された当時，ドクターたちと同じような高品質の聴診器を使っているナースはまだ少数派だったと思われます．そのときの企画に込められた最大のメッセージは「スキルにこだわるなら，道具にもこだわりましょう！」「だからMy聴診器を持ちましょう！」というものでした．決して「形から入る」わけではありませんが，道具にこだわり，それを大切にし，熟知することが上達の近道である，と主張したのです．

　そうした考え方は本書においても貫かれ，part 1の「聴診器の構造と正しい使い方」として引き継がれています．それに続いて「心臓・血管系」「呼吸器系」「腹部」と，ナースが日常ケアのなかで患者さんの身体に気遣いながら，必要に応じてアセスメントすべき重要な器官に絞った内容構成となっています．

　また，それぞれのテーマにおいて第一人者といえる先生方にご執筆いただいた結果，聴診器を当てて身体の内部に生じている正常からの逸脱を発見したり，あるいはすでにあった逸脱状態の変化を評価したり，といった場面で活用できる基礎知識や手技のポイントがきわめてわかりやすく解説されています．

　読者の皆さまが本書を十分に活用していただくことで，日々の臨床でのアセスメントの向上に少しでもつながることがあれば，企画したものとして望外の幸いです．

2007年2月

『月刊ナーシング』編集室

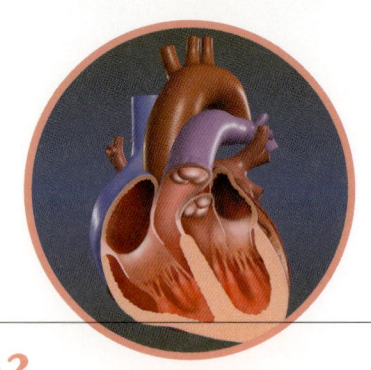

CONTENTS

part 1
聴診器の構造と正しい使い方 ……1
中島楨男

- 聴診器の構造と聴診音検出のメカニズム …2
- 聴診器各部の働き ……5
- 聴診器を使う前に ……7
- 電子聴診器 ……9

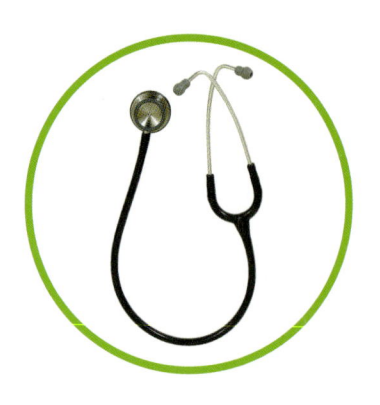

part 2
心臓・血管系の聴診技術AtoZ ……11
高橋敦彦，久代登志男

- 心臓の構造 ……12
- 血圧測定法 ……13
- 動脈の触診 ……18
- 血管雑音の聴診 ……21
- 頸静脈拍動の視診 ……23
- 心臓からの音 ……26
- 聴診の基本技術 ……27
    - 心音の発生機序と心周期 ……29
    - 過剰心音 ……33
- 見逃してはいけない異常所見 ……40

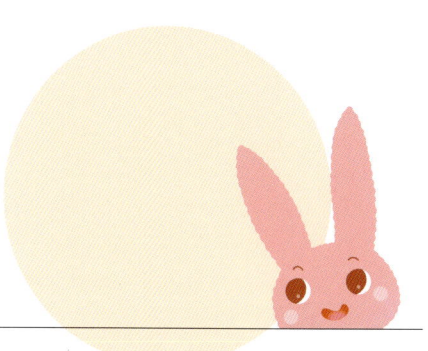

part 3
呼吸器系の聴診技術 A to Z ……49
岡安大仁

- 呼吸器系の構造 ……50
- 呼吸器系の機能 ……57
- 呼吸音の聴診 ……62
- 異常呼吸音 ……65
- 聴診の基本技術 ……69
- 見逃してはいけない異常所見 ……74

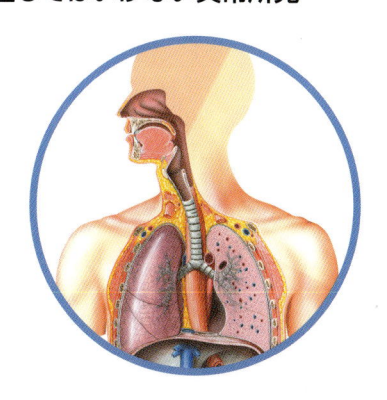

part 4
腹部の聴診技術 A to Z ……77
山田秀樹，副島和彦，能瀬真奈美，堤　千鶴子，城丸瑞恵，樋口恵子，大日方絵美子

- 腹部消化器官の構造 ……78
- 腹部消化器官の機能 ……81
- 腹部音の聴診 ……84
- 聴診の基本技術 ……89
- 見逃してはいけない異常所見 ……92

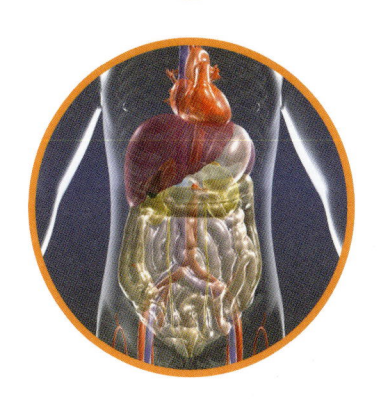

引用・参考文献 ……96
INDEX ……97

part 1

聴診器の構造と正しい使い方

聴診器の構造と聴診音検出のメカニズム

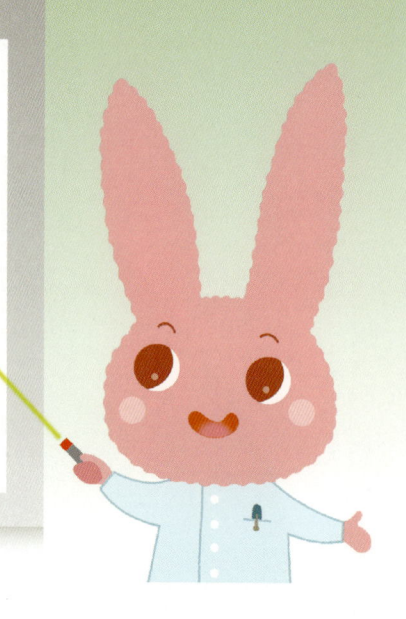

- ダブル聴診器の聴診音検出部にはベル面とダイヤフラム面がある（シングル聴診器にはダイヤフラム面のみ）
- ベル面では低い音，ダイヤフラム面では高い音を聴診するのに適している

聴診器は医師，看護師，そして医療に従事する人たちの大切な医療用具の1つです．正しく理解して利用し，生命の鼓動と取り組み，明日の医療のため役立てていただきたいと思います．

ここでは聴診器の基本構造と正しい使い方について述べたいと思います．

基本構造

1 聴診音検出部

聴診音を検出する部分で，チェストピースとよばれています．

シャフトの先に通し穴があり，回転することによってダイヤフラム面（膜面）とベル面（オープンベル面）が切り替わるような構造になっています（図1）．

チェストピースは，図2のように締付けリング・ダイヤフラム・本体・ベルカバーなどの部品で構成されています．

大切な構造の1つにダイヤフラムの締付けリングがあります．締付けリングは，金属のものやゴム・樹脂系素材でつくられているものもあります．

締付けリングは，ダイヤフラムをチェストピース本体にリーク（空気の漏れ）がないようにしっかりと取りつけ，密着させる役割を果たしています．ダイヤフラムからのリークは，聴診器の感度・性能を左右するので，これを防ぐことは重要なポイントの1つです．

2 耳管部

耳管部はスプリング部と耳管・イヤピースから構成されます．耳管には外バネ式と内バネ式（図3）があり，内バネ式はすっきりとして見栄えもよく，外バネ式よ

聴診器の構造と正しい使い方

聴診音検出部

耳管部

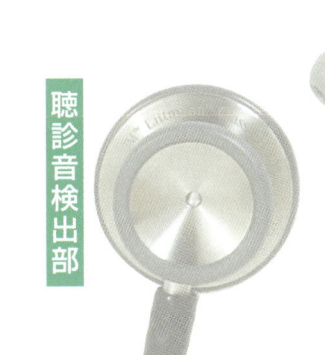

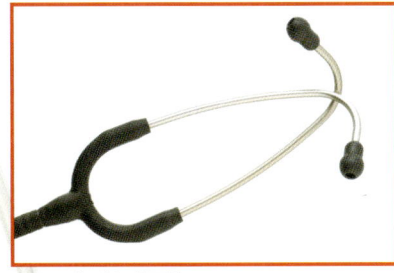

図3　内バネ式耳管

ダイヤフラム面
ベル面

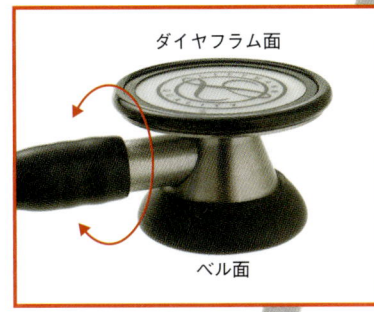

図1　チェストピース

締付けリング　ダイヤフラム　本体　ベルカバー

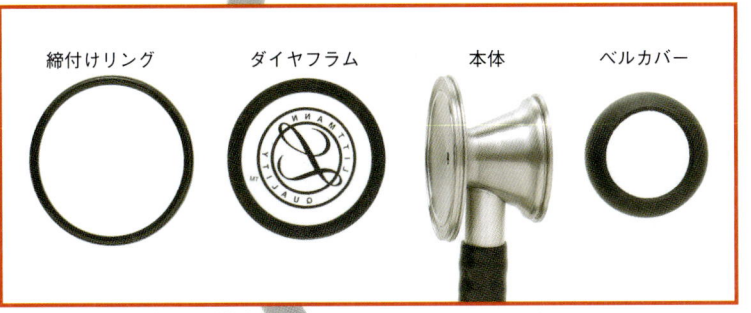

図2　チェストピースの構造

聴診音伝達部

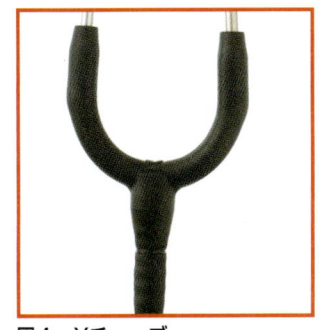

図4　Yチューブ

り若干高価になっています．

イヤピースには，耳穴の疲労や痛みを軽減させる工夫がされています．

耳穴とイヤピースとの摩擦を少なくするため，イヤピースが回転するタイプのものもあります．素材・形状別に種類が多く，なかには耳管と合わないものがありますので，選択するときには注意が必要です．

3 聴診音伝達部

その形状から一般的にYチューブといわれています．検出した聴診音を効率よく伝達するためにさまざまな工夫がされています，音道穴は1つと2つのタイプがあります．音道穴1つのタイプのものを図4に示します．

聴診音検出のメカニズム

1 聴診器の固有振動と共振点

聴診器は，チェストピース・Yチューブ・耳管の全体で固有振動をもっています．聴診器が密閉された状態となったときの固有振動が，共振周波数特性となり，効果的に聴音できるのです．

2 ベル面とダイヤフラム面の共振周波数特性

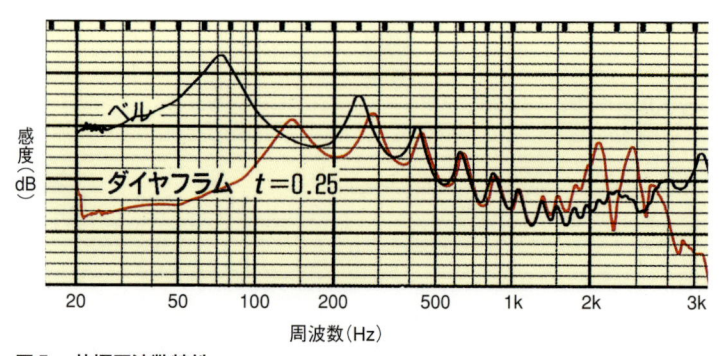

共振周波数特性を図5に示します．縦軸は感度(dB)，横軸は周波数(Hz)で，黒曲線はベル面，赤曲線がダイヤフラム面の周波数特性です．このデータは，ステレオ聴診器171(ケンツメディコ社製model 171)のものです．

ベル面の周波数特性曲線では，5～6個の山をみることができます．最初の山は80Hz付近に最初の共振点が存在し，その付近の聴診音が大きく聴こえることを示しています(心音はこの近辺の周波数)．増幅器をもたない聴診器は，その固有振動の共振を応用することによって，大きな音で聴診することができるのです．

ダイヤフラム面の周波数特性曲線をみてください．ベル面のとき，第一共振点は80Hz付近にありましたが，ダイヤフラム面では100Hzくらいから低域が減衰しています，これはダイヤフラムがフィルターとして作用していることを示します．

図5　共振周波数特性

聴診器各部の働き

- チェストピース，ダイヤフラムとその締付けリング，ベルカバーなどの働きを理解しておこう

聴診音検出部（ダブル聴診器）

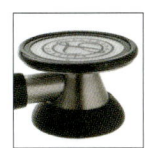

チェストピース

ダイヤフラム締付けリング

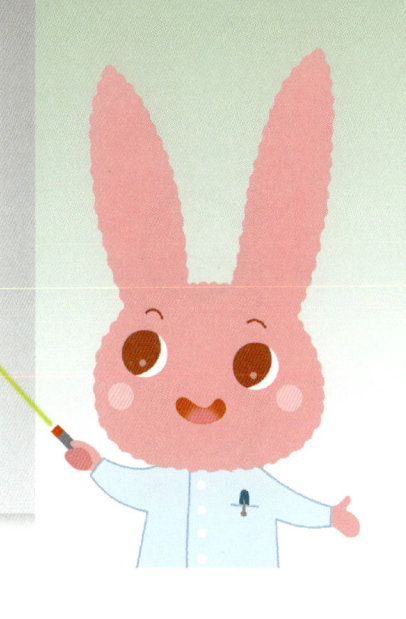

聴診音検出部は，聴診器の種類によってその形状もいろいろ変わってきます．以下にダブル聴診器の機能について説明します．

1 チェストピース・シャフトの素材，仕上げ

チェストピースはアルミ製塗装仕上げ，シャフトは真鍮製メッキ仕上げ（ナース用ダブルタイプの聴診器）が多く使われていますが，ステンレス製はいちばん多く使用されており一般的で高級とされています．アルミ製は軽量で安価であることが特徴とされています．列記できないほどたくさんの種類の聴診器が製造・販売されていますが，チェストピースがチタン製でシャフトがステンレス製などの高級仕様のものも製造されています．

シングルタイプの聴診器は，シャフトの回転切り替えが必要ないため，アルミ製が主流で，低価格で製造・販売されています．しかし，血圧測定時の血管音の聴取などに目的がかぎられます*．

2 ダイヤフラム締付けリング

ダイヤフラム締付けリングは，金属製のネジ締めタイプと硬質ゴム製やプラスチックなどの樹脂製のものがあります．

ダイヤフラムからのリークにより，きちんと聴診音が得られないことがあります．つまり，ダイヤフラム締付けリングは，聴診器の性能を大きく左右するといえます．金属製では締め付けるのに専用器具が有効ですが，器具が手元にない場合でも多少の力を加えることでリングを締め付けることもできます．

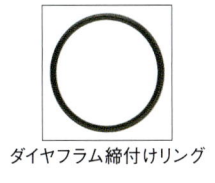

*最近では，シングルタイプでもダブルタイプと同様にベル面とダイヤフラム面の両方の機能を使い分けられ，心音や呼吸音の聴取が可能です．

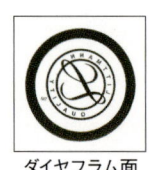

硬質ゴム製や樹脂製のものは，弾力があるうちは有効ですが，経年変化により弾力性が落ちてくると，その効力を失います．そのときは新しいものと交換する必要があります．

3 ダイヤフラム面

ダイヤフラム面とベル面の切り替えは，一般的にはシャフトを回転させることにより選択します．

ダイヤフラムの素材にはいろいろありますが，一般的にはエポキシガラス・エポキシテトロンが多く使われています．厚さは0.15mm〜0.4mmくらいです．

このダイヤフラムの素材の硬さ・厚さなどが，聴診器の重要なポイントになります．ダイヤフラムに硬い素材を使用すると共振周波数は高くなり，呼吸音聴診に適しますが，心音聴診のように低域の音は感度が損なわれます．軟らかすぎる素材を使用すると，共振周波数は低くなりますが，感度が下がります．

4 ベル面

ベル面は，ダイヤフラム面より径が小さくできていて，ゴムや樹脂で保護されています．これは接触面を密閉しないと聴診効果がなくなるための工夫です．

耳管部

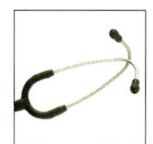

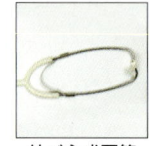

1 内バネ式耳管

バネ部分がチューブのなかに入っているものをさします．外観からはスプリングがみえないため，すっきりして見栄えがよくなっています．音道にスプリングがあるためスプリングが抵抗になり，多少の減衰がありますが，聴診に影響することはほとんどありません．外バネ式より高価になっています．

2 外バネ式耳管

代表的なものでラパポート型聴診器(多目的聴診器)がありますが，一般的には，シングル聴診器向けに安価につくられています．外バネ式は故障率が低いのが特徴で，メンテナンスが容易なことから，広く普及しています．また，音道に障害物がないため理論的には理想的といえます．

3 イヤピース

イヤチップともいい，まず耳穴に合うことが重要です．大きさが耳穴に合わなければ耳が痛くなったり，音漏れが発生したりしますので，聴診器では重要な部分です．素材はポリアセタール製，シリコン製，塩化ビニール製，プラスチック(ABS樹脂)製，ゴム製などがあり，高級なものでは象牙を使用しているものまであります．

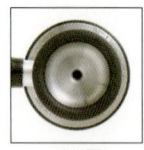

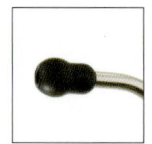

聴診器を使う前に

- 購入する際に注意すること
  自分の耳穴の角度，イヤピースの大きさ，耳管のバネの強さ
- 使用の際にはダイヤフラム面，ベル面ともリークがないようにすること

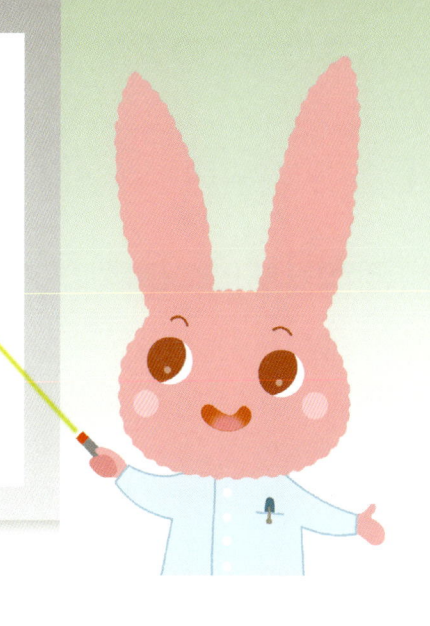

持ち方と耳穴へのセット

耳管角度の確認および調整耳管をもち，チェストピースを下方向に下げ，耳管の上から見て角度を確認します．耳穴は後側から前側に向かって角度がありますので，正しい方向にきちんと合わせて聴診器を耳にセットします．

角度が反対になっていると自分の耳でイヤピースの音道をふさいでしまうことになり，聴診感度が極端に悪くなってしまいますので，十分気をつけて耳穴にセットします．

市販のものには角度を調整できるものがあります（図6）ので，自分の耳穴に合わせてください．角度が固定されているものの場合，自分の耳穴の角度に合わない聴診器は購入業者に相談するとよいでしょう．

イヤピースの選択

イヤピースの径の大きさは，小さすぎても大きすぎても正確な聴診ができません．聴診器購入の際には，イヤピースの付属部がどうなっているか（大きさの種類など）を確認する必要があります．また，イヤピースは衛生面からみても自分専用になりますので，管理はそれぞれ各自でしなくてはなりません．

図6に角度が18°くらいに調節してある耳管を示します．

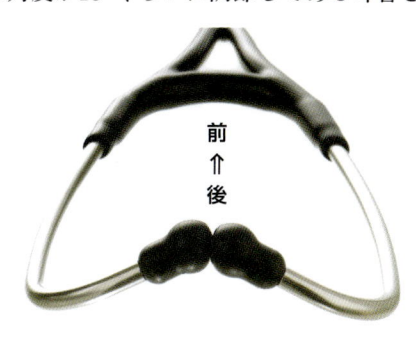

図6　角度を調整した耳管と装着方向

バネの強さの調節

内バネ式と外バネ式では調節の方法が多少異なります．スプリングはあまり極端に折り曲げると破損のおそれがあるので，十分に気をつけて取り扱うようにします．購入の際には，スプリング強度を確認し，もし自分に合わない場合は購入業者に相談したほうがよいでしょう．

聴診器感度の確認

①専用タイプのシングル聴診器には，ダイヤフラム面しかありません．聴診器を耳にかけ，チェストピースのダイヤフラム面を指で軽くたたいてみて，その感度を確認します．

②ダブル聴診器の場合，ダイヤフラム面の点検は①と同様の確認方法を行います．ベル面の感度点検の方法は，図7に示すように，まずベル面を手のひらに置きます．そしてリークがないように握り，図8のように手の甲を指で軽くたたきます．そうすることで，あたかも心音を聴診しているように音が聴こえます．

実際の聴診の際にも，ベル面は聴診部位にしっかり当て，空気の漏れがないように注意します．

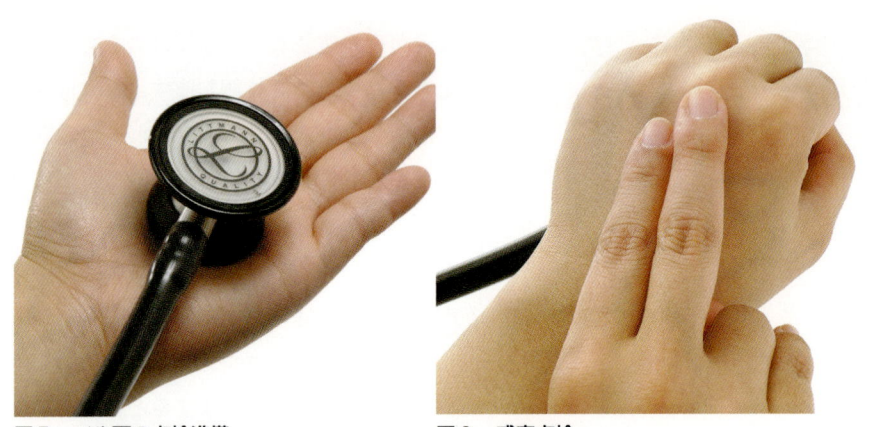

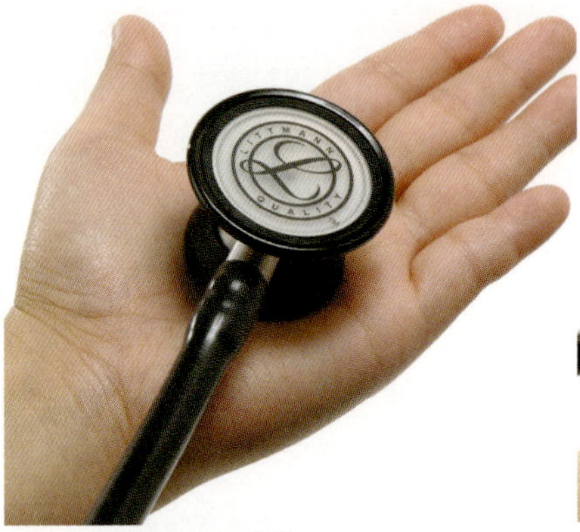

図7　ベル面の点検準備
ベル面を手のひらに置き，リークがないように握る

図8　感度点検
手の甲を指で軽くたたき，聴取する．心音を聴診しているような音が聴こえる

聴診音伝達部の長さ

チューブの長さは使用目的によってさまざまですが，長さが聴診器の固有振動に影響することがあります．坐位で，正面からの聴診が主の場合は短くてもよいのですが，背面を聴診する場合は，やや長いほうが便利でしょう．聴診器の全長は，平均して650mm〜800mmくらいです

聴診器の消毒・手入れ

樹脂製部分(ダイヤフラム，チューブなど)にはベンジンなど揮発性の高いものは避け，アルコールなどをガーゼにしみ込ませて軽く拭きます．アルコールは簡単な消毒にも役立ちます．

電子聴診器

- アナログ電子聴診器とデジタル電子聴診器
- 外界音と聴診音が自動的に切り替わる優れものも登場

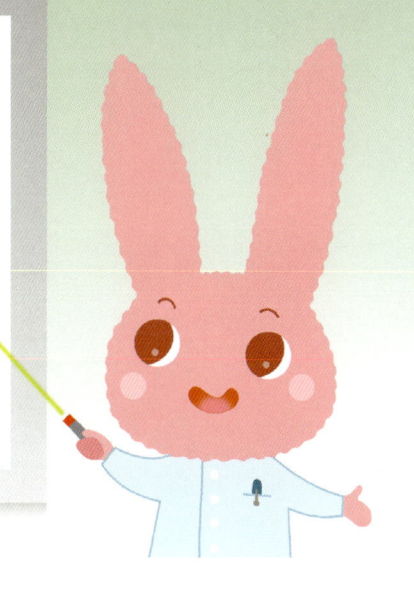

一般的な電子聴診器の構成

電子聴診器（アナログ電子聴診器）の基本的な構成を図9に示します．標準的には，集音器具（チェストピース）とコンデンサマイクロフォンにより電気信号に変換します．電気信号はアナログ増幅器によって拡大され，スピーカを駆動します．スピーカの振動音はチューブを経由して耳管に伝達され，音として耳穴に誘導されます．

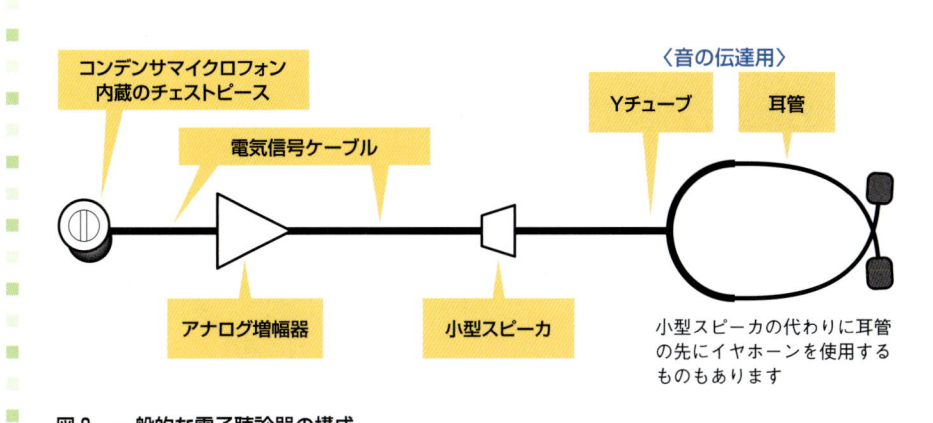

図9 一般的な電子聴診器の構成

デジタル化された最近の電子聴診器

アナログで検出された信号をA-Dコンバータ(analog to digital converter；アナログをデジタルに変換する機器)を経由してデジタル処理して解析します．デジタル化により次のような機能が生まれました．
- 心音波形などの観察が可能
- 周波数分析が可能
- デジタル増幅器により雑音を軽減することが可能
- 聴診波形が表示できるため，聴診音の視覚化が可能

生体音をいかに聴きやすく正確に再現するためにいろいろな工夫がなされていますが，デジタル電子聴診器もその1つです．

ユニークな電子聴診器

集音機能と聴診機能を合わせてもっているため，外界音と聴診音が自動的に切り替わる特徴があります．外界音を大きく増幅することで，多少難聴のある聴診者でも聴診しながら患者と問診ができる便利なものです．聴診器の内部にマイクロコンピュータが入り，自動化が可能となりました(特許申請中)．集団検診などではとくにその機能が発揮されます(図10)．特徴を次にあげます．
- 聴診器をつけたまま問診ができます．
- 集音機能を調整することで補聴機能となります．

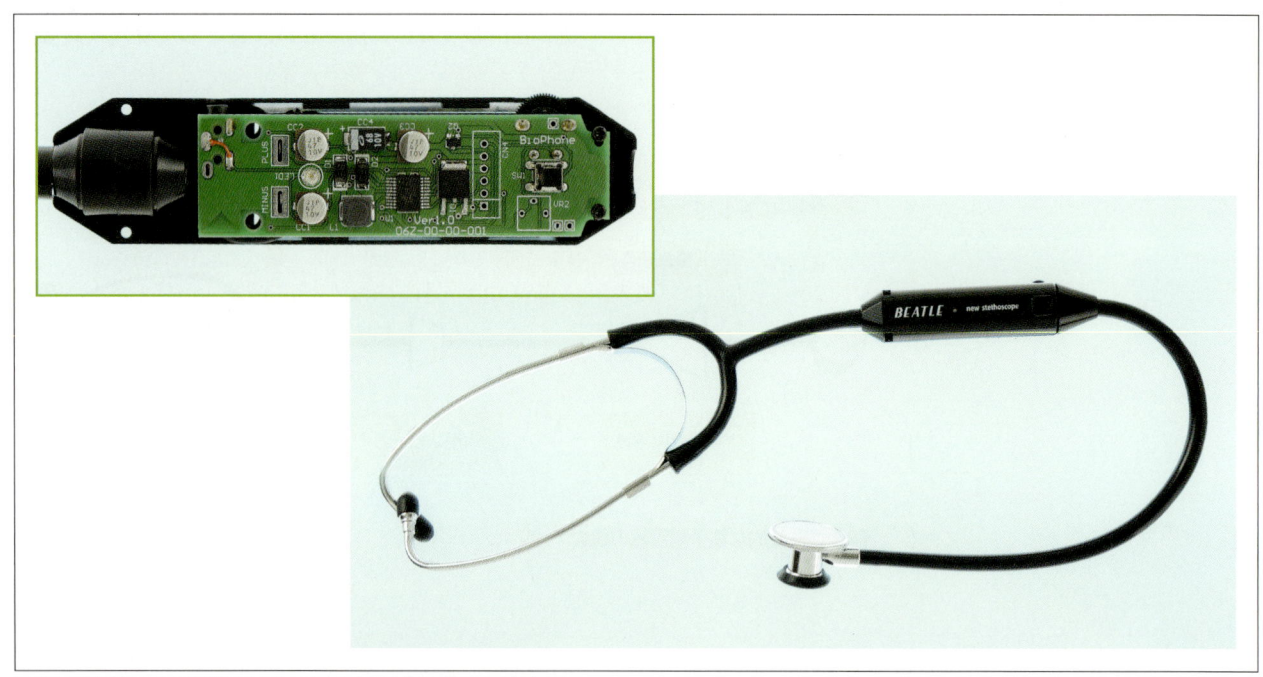

図10　集音機能と聴診機能をもつ電子聴診器(外観と内部構造)

part 2

心臓・血管系の聴診技術 A to Z

心臓の構造

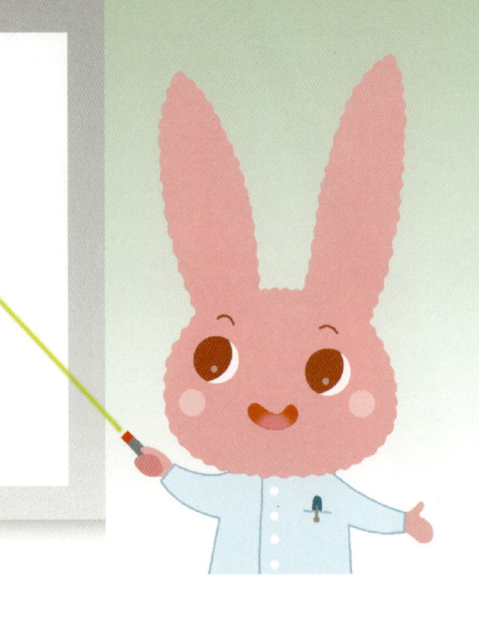

- 房室弁(僧帽弁，三尖弁)と半月弁(大動脈弁，肺動脈弁)の位置を確認し，その動きを学習しよう

　循環器系の疾患の多くは，問診と身体所見(①全身状態，②頸動脈拍動の触診，③頸静脈拍動の視診，④前胸壁拍動の触診，⑤聴診)から診断，あるいは心臓の状態を評価することが可能です．心臓の解剖図を図1に示しました．

　本稿の主旨は，「聴診器を使いこなす」ことにあります．聴診器を使いこなすためには，頸動脈拍動，頸静脈拍動，前胸壁拍動などの情報が必要であるため，これらについても簡単に記述しました．また，必要な項目だけを読んでいただいてもいいように，なるべく各項目ごとに内容を完結するよう留意してあります．

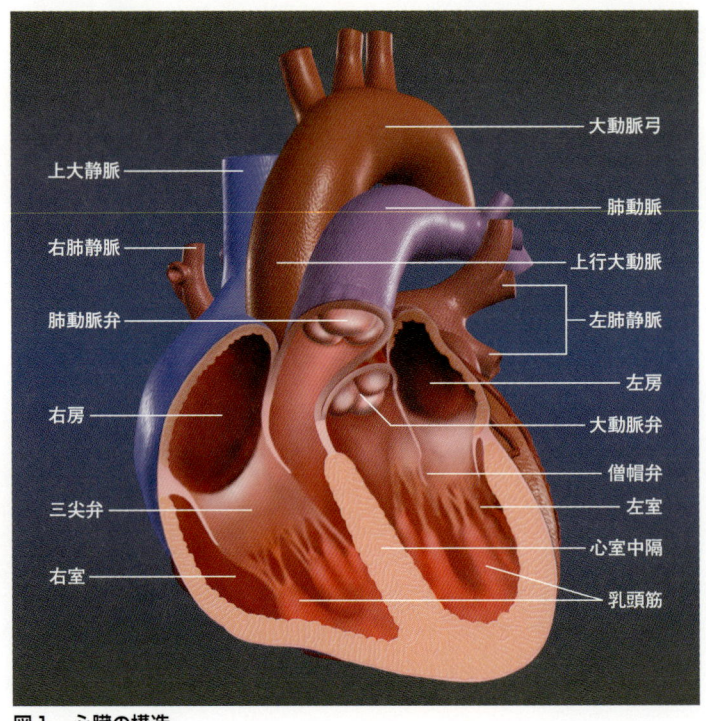

図1　心臓の構造

血圧測定法

- 聴診法と触診法を身につけよう
  コロトコフ音がはじめて聴取される時点と消失する時点
  拍動の開始点と急激に小さくなった時点
- 血圧の左右差，上下肢差から予測される病変を覚えておこう

心臓・血管系の聴診技術

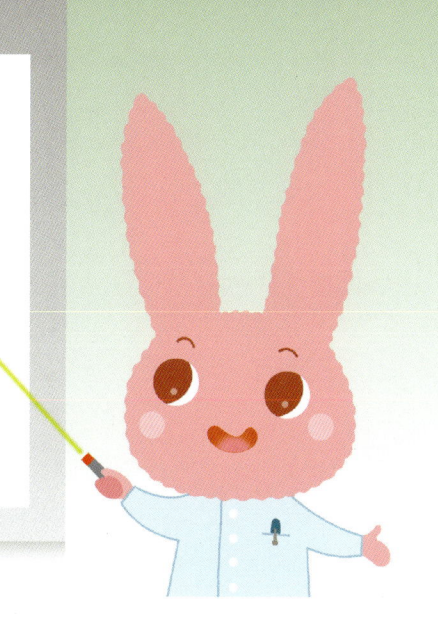

コロトコフ音の聴取

1896年にリバ・ロッチ（Riva-Rocci）が間接型上腕カフ血圧測定法を考案し，1905年にコロトコフ（Korotkoff）が聴診法をあみだしてから約100年が経過しましたが，血圧の測定方法自体に大きな変化はありません．血圧は，診療上重要な生体情報ですから，測定方法が未熟なために測定値があてにならない，などということは許されません．

血圧聴診中に聴かれる音は，コロトコフ音（K音）とよばれ5相に区別されます．大切なことは，第2相で雑音（ランブル）を聴くことができるような測定が行えているかどうかです．不適切な測定では，この第2相の血管音が聴こえません．これを「聴診間隙」といいます．

この聴診間隙があると，第3相を第1相と誤ってとらえてしまうため，真の血圧値よりも低い値に誤って測定してしまうおそれがあります．大きく明瞭なK音を聴取するためには，マンシェットの中枢側と末梢側の血管内圧の差を大きくすること，すなわち前腕（末梢側）の血管内圧を可能なかぎり高めないようにするといいでしょう．

そのためには，
①圧を急速に上げること
②測定前に前腕を挙上させて手のひらの開閉運動をさせること
③挙上させたまま圧を上げて測定位置に戻してから減圧操作を行うこと
などが奏効します．

聴診による血圧測定法のポイントを図2，表1に示しました．

13

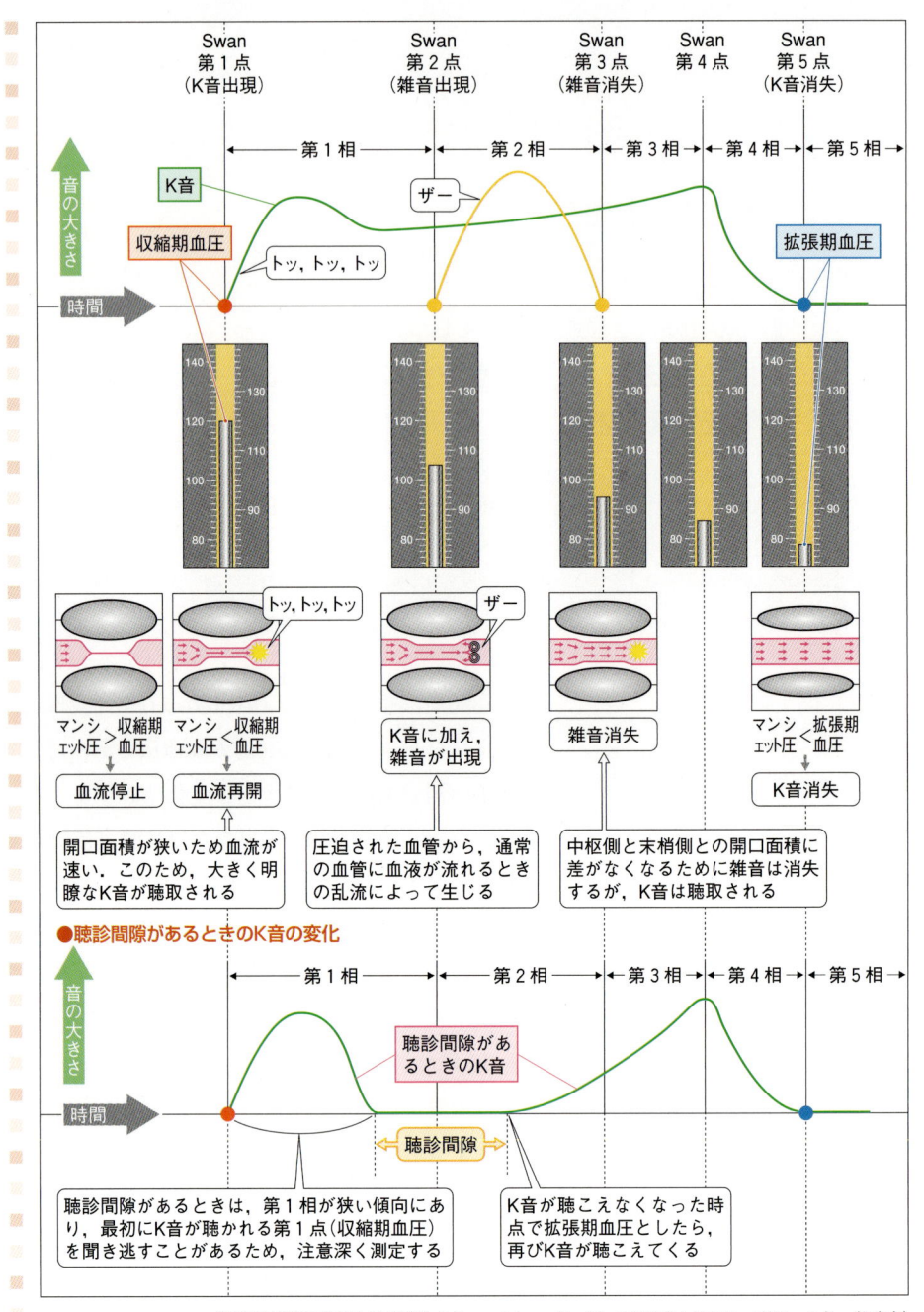

(田邊政裕編：診療と手技がみえる．vol.1，p.34〜35，MEDIC MEDIA，2005．より一部改変)

図2 コロトコフ音(K音)の変化と血圧測定

表1 聴診による血圧測定法

血圧測定器具	①点検済みの水銀血圧計を用いる ②マンシェットは，ゴム嚢の幅が約13cm，長さは22〜24cmのものを用いる(JIS：日本工業規格準拠) ③ダイヤフラム型の聴診器を使用する(聴診器はマンシェットに触れたり，または下に挿入しないようにする)
測定の条件	〈環境の条件〉 静かな部屋で，室温は寒さ暑さを感じない程度(室温は20〜25℃)に保つ 〈被検者の条件〉 ①測定前の運動，食事，タバコ，寒冷曝露など，血圧測定値に影響があると考えられる条件を避けるようにする ②あらかじめ排尿してもらい，5分間以上の安静後に測定する ③体位は椅子の坐位とする．臥位の場合はその旨を記録する ④測定部位は右上腕を原則とし，左の場合はその旨を記録する ⑤上腕を緊縛する衣服を着ている場合は脱いでもらい，マンシェットを巻く
測定方法	①水銀血圧計を垂直に置く ②マンシェットの中の空気を完全に抜き，ゴム嚢の中央が上腕動脈にかかるように巻く．巻き方は，ゆるすぎず，かたすぎず，マンシェットの下縁が肘窩の2〜3cm上部になるように巻く **マンシェットの巻き方と血圧測定法** ③測定時は肘関節を伸展させ，測定部位は心臓と同じ高さにする ④まず触診法で収縮期血圧を推定し，いったんマンシェット圧をゼロに落とす．さらに触診法による推定圧値より30mmHg上にあげてから，聴診法で収縮期血圧および拡張期血圧を測定する(加圧は連続的にすみやかに行い，再測定時は，圧をゼロにもどして加圧しなおす)．はじめてK音が聴取される時点を収縮期血圧とし，K音が消失した時点を拡張期血圧とする ⑤水銀を落とす速度は，血圧測定点付近で2mmHg/1拍動とする ⑥拡張期血圧は第5点をとる(第4点を測定し，記録することが望ましい) ⑦目の高さは目盛りと同じにする ⑧測定値の末尾の数字の読みは，偶数値読み(2mmHg単位)とし，中間の場合は低い値をとる(同時に連続して2回以上血圧を測定したときは，測定値のとり方を明記する．何回目の値か，平均値か，高いほうか，低いほうかなど)

心臓・血管系の聴診技術

触診法

触診法は，聴診法と同様にマンシェットを巻いて加圧し，マンシェットよりも末梢の血管を触診しながら（図3）マンシェット圧を減圧し，はじめて触れる拍動の開始点を収縮期血圧とします．さらに減圧し，拍動が急激に小さくなる点を拡張期血圧とする方法です．

触診法だけによる測定は不正確なこともありますが，聴診法と触診法を併用することにより，両者の弱点を補完できます．触診法によってあらかじめ，おおよその収縮期血圧を知ってから聴診法を行えば，より正確な血圧測定が可能となります．

国際的な基準では，マンシェットのゴム嚢幅は上腕周囲の40％，長さは少なくとも上腕周囲を80％覆うものが推奨されています．一般成人用マンシェットのゴム嚢の大きさは，日本工業規格（JIS）により幅13cm，長さ22～24cmとされています（図4）．

しかし，上腕周囲径の太い肥満者に一般成人用のマンシェットを使うと，血圧は高めに測定されてしまいます．反対に，成人用のマンシェットを小児に用いると血圧は実際の値より低く測定されます．被検者に合わせてマンシェットを選択することが大切です．

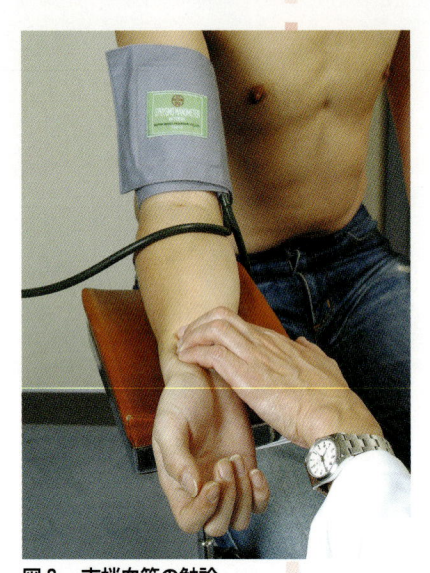

図3 末梢血管の触診

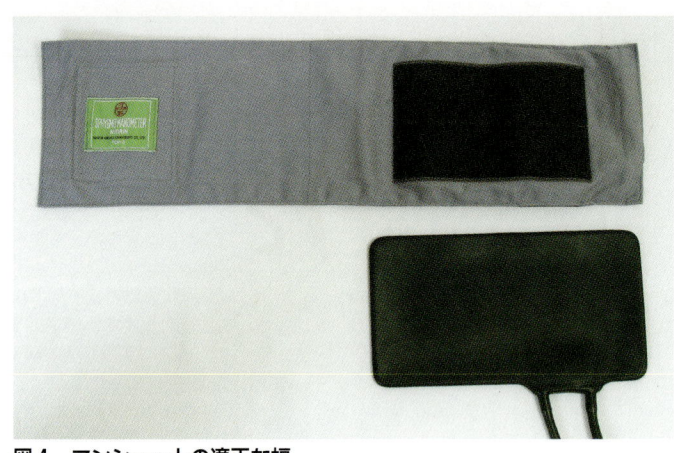

図4 マンシェットの適正な幅

血圧の左右差，上下肢差

初診時には必ず左右，上下肢の血圧を測るようにします．左右で10mmHg以上の血圧差がみられる場合は，それ以降は高い側で測定するようにします．左右差がなければ，どちらか一方の測定でよいでしょう．

有意な左右差がみられる場合は，低い側に狭窄病変の存在を疑います．集団検診などの場合，両側の血圧測定が時間的制約により困難なときは，図5aのように両手で脈診を行い，触れ方に左右差がないかどうかを，まずみるようにします．

上肢と比べ，下肢の血圧は，20〜30mmHg高いのが正常です．これは，脈波のエネルギーが末梢で反射して中枢からの波と重なって生じる現象に由来します．

　血圧の上下肢差は，小児であれば大動脈縮窄症，高齢者では腸骨動脈以下の動脈硬化性病変による狭窄を考えます．大動脈解離では，上下肢や左右の血圧差から解離の存在，病変の部位診断を推定できます．

　上肢・下肢の血圧を測定することで求めることができる指標としてABI（ankle brachial pressure index または ankle pressure index；API，上肢下肢血圧比）があります．ABIは，足関節の血圧と上腕の血圧（左右差がある場合は高いほうの値）の比により求めます．健常者のABIは1〜1.1です．

　ABIが低いときには，閉塞性動脈硬化症などの下肢への血流が低下する疾患を考えます．0.7未満では間欠性跛行，0.5未満では歩行可能な距離が300m以下，0.2未満になると安静時疼痛がみられるようになります．

　冠動脈疾患を有する例では，ABIは冠動脈硬化や心臓血管系イベントの予測因子として使うことができ，とくにABIが0.9未満であることは，心臓・血管系事故の独立した予測因子であるとされます．

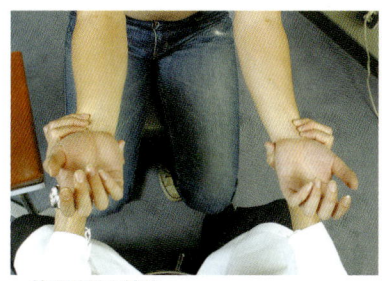

a. 橈骨動脈の触診 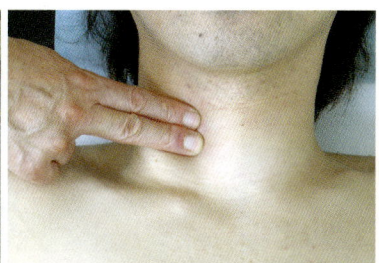　　b. 頸動脈の触診 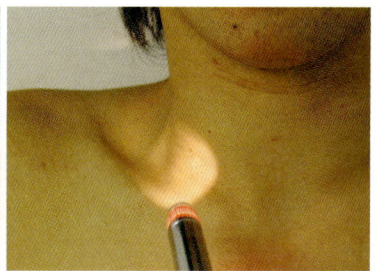　　c. 頸静脈の視診

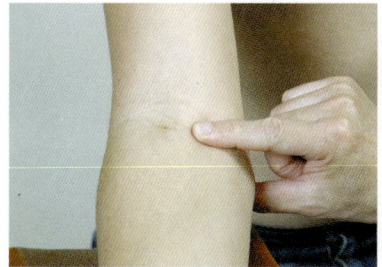

d. 上腕動脈の触診 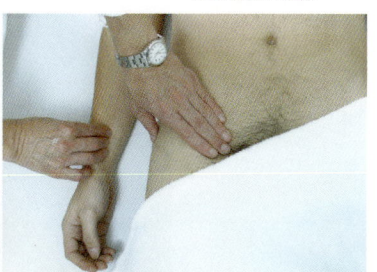　　e. 橈骨動脈と大腿動脈の触診

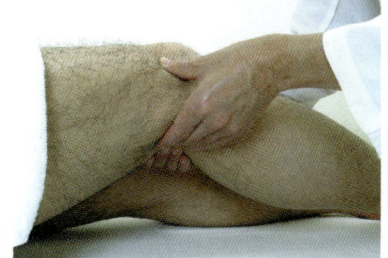

f. 膝窩動脈の触診 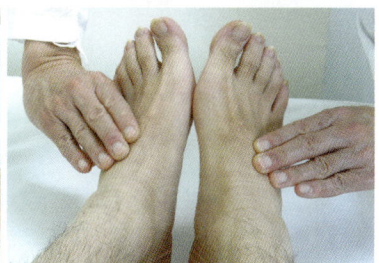　　g. 足背動脈の触診 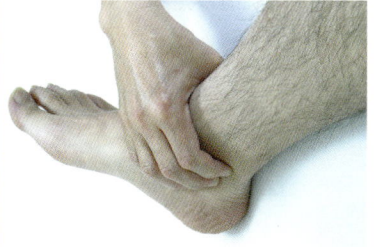　　h. 後脛骨動脈の触診

図5　各部位の触診・視診

動脈の触診

- **動脈の触診法を身につけよう**
  大脈・小脈と速脈・遅脈
- **動脈の視診法を身につけよう**
  頸動脈拍動

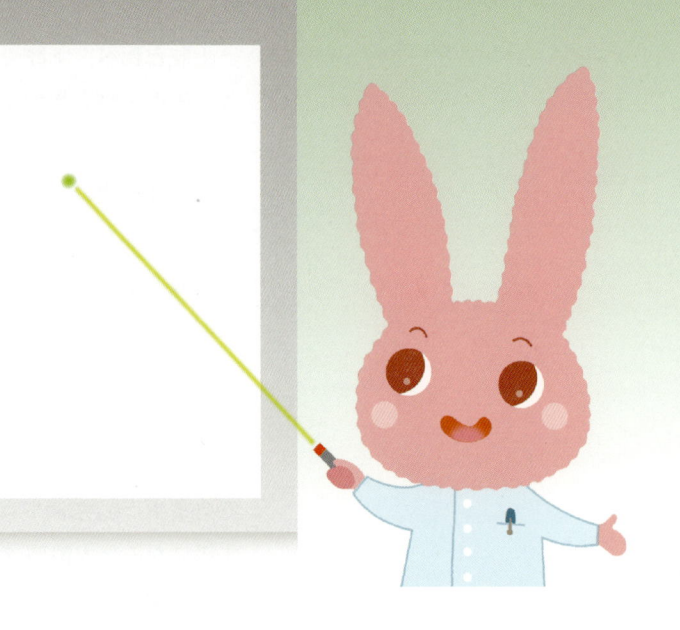

主な触診部位

　動脈の触診や血管雑音の聴取により動脈の狭窄や閉塞の存在とその部位を診断することが可能です．動脈拍動の触知が体表面から可能な主な部位を**図6**に示します．頸動脈，腋窩動脈，上腕動脈，橈骨動脈，大腿動脈，膝窩動脈，足背動脈，後脛骨動脈があります（**図5**参照）．

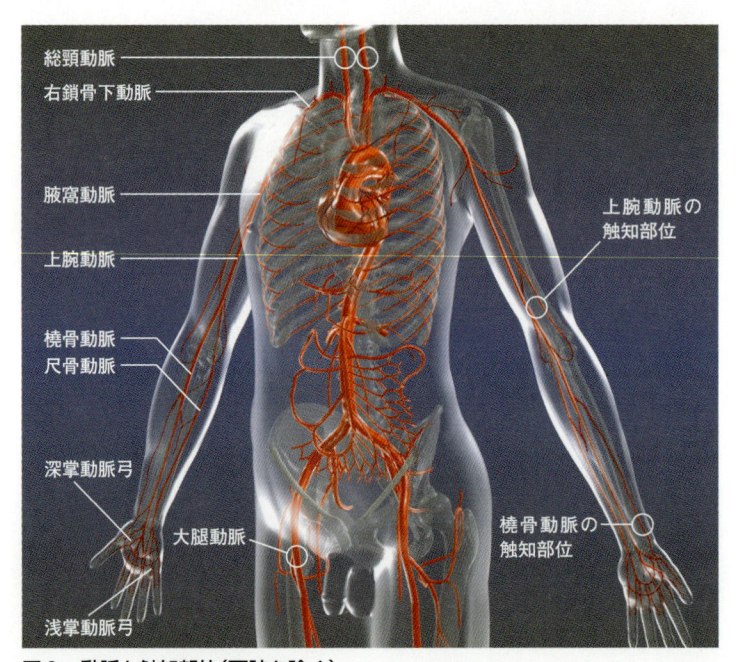

図6　動脈と触知部位（下肢を除く）

大脈・小脈と速脈・遅脈

触診によって脈の大小，遅速，左右差をみます．脈の大きさは，触診している指を押し上げる圧力の強さであり，これは脈圧を反映しています．脈圧の増大した状態が大脈(pulsus magnus)で，脈圧が小さいと小脈(pulsus parvus)になります．脈の遅速とは，脈波の立ち上がりと消失の速度をさします．脈波の立ち上がり，消失ともに速いのが速脈(pulsus celer)で，反対に立ち上がりが遅いのが遅脈(pulsus tardus)です．

頸動脈拍動

頸動脈は左室から最も近い触診可能な動脈であり，触診することにより，左室の収縮と左室流出路の状態を推測することができます．ここで重要なことは，拍動の立ち上がりが正常と比べて速脈なのか遅脈なのかです．

健常者でも運動直後，発熱時，精神的興奮時などには速脈がみとめられます．病的状態では，甲状腺機能亢進症において心機能が亢進し，収縮期血圧の上昇，頻脈とともに速脈を触れます．心筋は，引き伸ばされると強く収縮する特性をもっています．これは，フランク-スターリング(Frank-Starling)の法則とよばれています．拡張期に左室への流入血液量が増加すると室筋が伸展されるため，心室収縮は増強し，速脈をみとめることがあります．

1 大動脈弁閉鎖不全症

大動脈弁閉鎖不全症(aortic regurgitation；AR)では拡張期に左房からの血流以外に，大動脈からも左室に逆流血が加わるので速脈となります．僧帽弁閉鎖不全症(mitral regurgitation；MR)では，収縮期に左房へ逆流した血液が再び左室へ戻るため，左室充満が増大し，速脈がみとめられます．

2 肥大型心筋症

肥大型心筋症では，左室収縮が亢進することが多く(原因はよくわかっていない)，頸動脈の立ち上がりは速くなります．しかし，これらの場合でも，心不全に陥り，左室機能が低下すれば，速脈は明確になくなります．

3 大動脈弁狭窄症

左室流出路に狭窄があると頸動脈の立ち上がりは遅くなり，遅脈になります(図7)．大動脈弁狭窄症(aortic stenosis；AS)が遅脈を呈する疾患の代表です．逆に，心雑音からASが疑われても，遅脈がなければ左室流出路に強い狭窄はないと考えられます．

ただし，高齢者では左室流出路の狭窄があっても，頸動脈の立ち上がりが遅くならないこともあります．これは，大動脈〜頸動脈の強い動脈硬化により，圧脈波の伝達が変化するためとされています．速脈も遅脈も正常との比較であり，健常者の触診により，脈の立ち上がりの状態をよく知っておく必要があります．

4 頸動脈拍動の触診

　頸動脈拍動は，胸鎖乳突筋と気管のあいだを指で頸椎の横突起に向かって押さえると触れます（p.17，図5参照）．

　触診に使う指は，第2指と第3指の2本，または第4指を加えた3本で軽く（必要最小限）触診します．強く押さえすぎると，頸動脈洞反射を起こし，徐脈と血圧低下のため気分が悪くなることがあります．

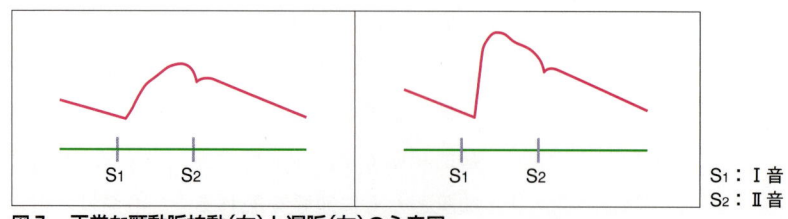

図7　正常な頸動脈拍動（右）と遅脈（左）の心音図

S_1：Ⅰ音
S_2：Ⅱ音

血管雑音の聴診

血管雑音の聴取法と聴取しやすい部位
血管雑音は血管内腔の狭窄を示唆

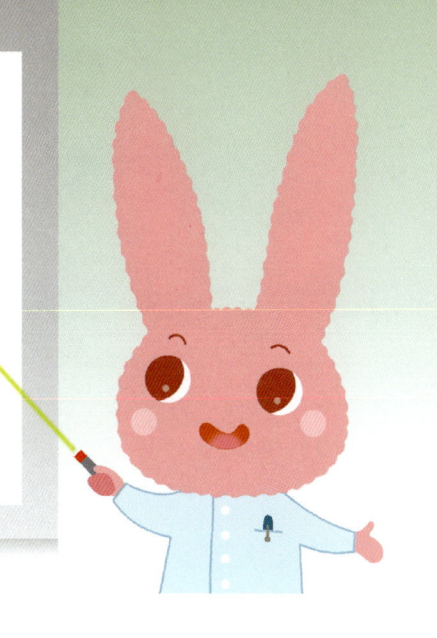

血管内腔の狭窄を示唆

血管雑音（vascular bruit）は，聴取部位での血管内腔の狭窄の存在を示唆しますが，血管の彎曲や血流増加によっても聴かれることがあります．動脈に50％以上の狭窄があると，血管雑音が聴取されやすくなります．狭窄が強いと，雑音は拡張期にも及び，90％以上の高度狭窄があると血管雑音はむしろ減弱し，完全閉塞になると聴取されません．血管雑音は，運動後など心拍出量の増加に伴って増強します．

聴取しやすい部位

血管雑音を聴取しやすい部位は，眼窩，頸部（図8），腹部（図9），背部，鼠径部です．腎動脈狭窄による血管雑音は，臍の左右3〜5 cmのやや頭側（図10）で聴取しますが，静かな部屋で聴診器を腹部にやや強めに押し当てると聴きやすくなります．

また，腎動脈狭窄による血管雑音は背部のほうが聴きやすい場合があります．大動脈縮窄症の血管雑音も背部が聴きやすくなります．腹部大動脈瘤の血管雑音は腹部の広い範囲に放散し，しばしば振戦（スリル；thrill, p.47参照）を伴います．

末梢動脈の閉塞，狭窄が触診法で判然としない場合は，ドップラー聴診器が有用です．

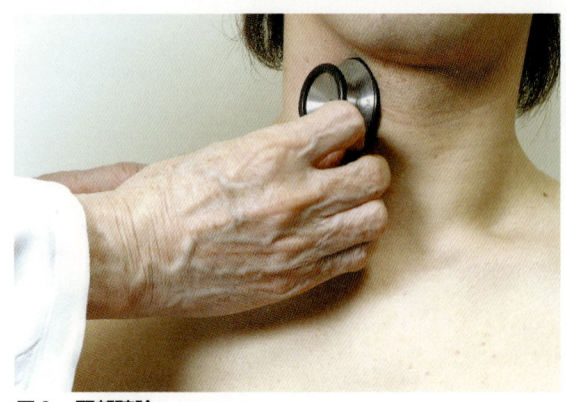

図8　頸部聴診

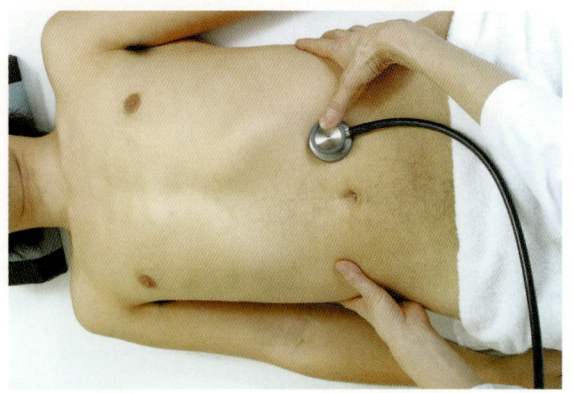

図9　腹部聴診

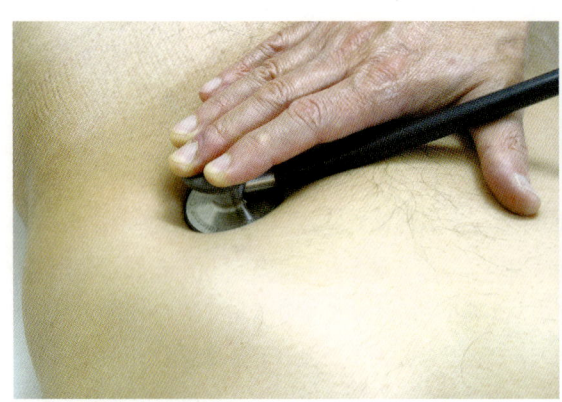

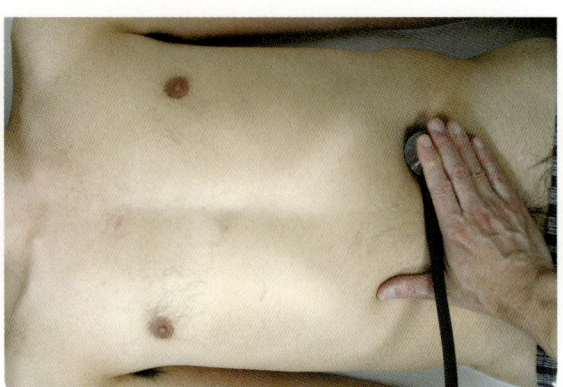

図10　腹部血管雑音の聴取方法

頸静脈拍動の視診

頸静脈拍動から右心系の情報を得よう
a波の増高は右室コンプライアンスの低下
v波の増高は大静脈以外からの右房への血流

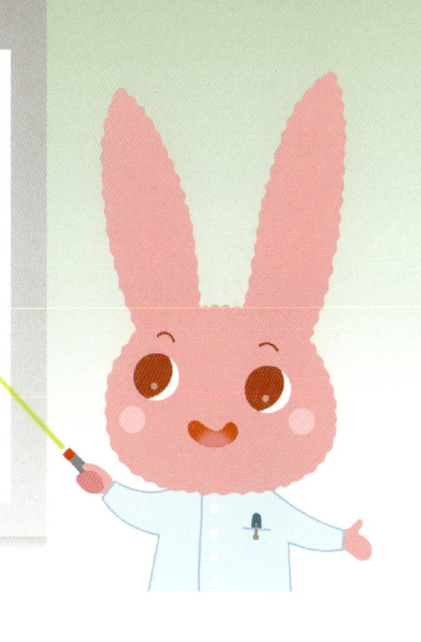

心臓・血管系の聴診技術

頸静脈拍動

頸静脈は弁を介さずに右房につながっています．そのため，頸静脈拍動を観察することで右心系の情報を得ることができます（図11）．頸静脈拍動は，右の内頸静脈が大動脈をまたがることがないため，観察に最も適しています．

頸静脈拍動は触診すると圧迫により消失してしまうため，触診せずに視診を行います．図5c（p.17参照）で示すようにライトで照らすことにより，拍動が観察し

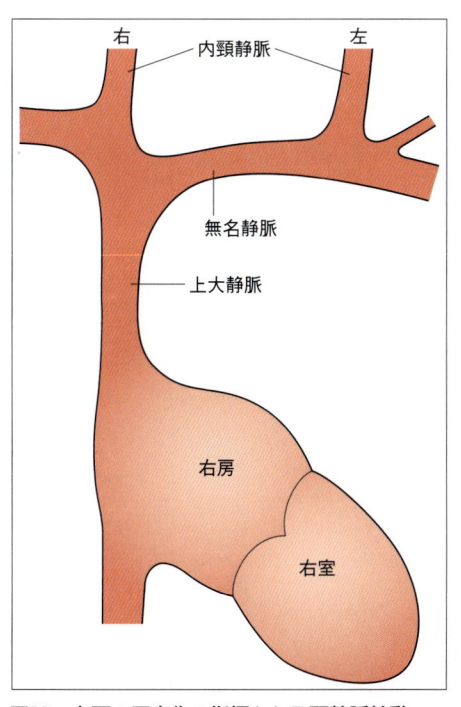

図11　右房の圧変化の指標となる頸静脈拍動

頸静脈拍動は右房の圧変化の指標となる．左右の内頸静脈は右房とのあいだに弁がないが，左頸静脈は大動脈拍動の影響を受けやすいので，右房に近い右側が視診に適している

やすくなります．健常者では，頸静脈は半坐位〜坐位をとると虚脱して観察できなくなります．45°以上の半坐位で頸静脈がみられる場合は，静脈圧の上昇があります．

a波とv波

正常では1回の心周期に2つのピーク（a波，v波）と2つの谷（x谷，y谷）がみられます（**図12**）．視診に際しては，胸鎖乳突筋が鎖骨と胸骨に付着する部位のあいだを，ペンライトを斜めから照らして皮膚の動きを影としてみるとわかりやすくなります．臨床的に重要なのはa波とv波であり，正常ではa波がv波よりも大きくなります．

a波は，心室の収縮直前に右房が収縮するために生じる波形です．心室収縮が始まると心室は小さくなり，逆に心房は引き伸ばされるため，右房圧は低下します．上下の大静脈から血液が流入してくると，徐々に右房圧は上昇を始め，心室収縮が終了するころにかけてもう1つの山ができます．この山は，心室（ventricle）の収縮に伴う心房の充満により出現するので，v波とよばれています．a波とv波のあいだはx谷，v波とa波のあいだはy谷とよばれています．

a波の高さが高い（増高）ときには，右室のコンプライアンスの低下，つまり，右室が拡張しづらい状態にあります（**図13**）．そのため，右房が収縮したときの圧波形が高くなる疾患，すなわち右室肥大（肺高血圧，肺動脈狭窄症），右室梗塞，心筋症などが考えられます．

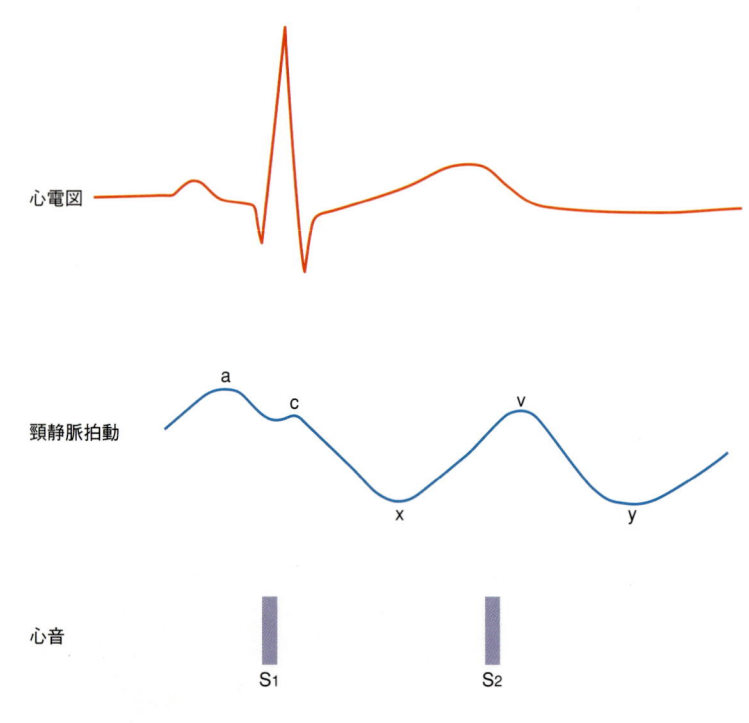

図12 心周期の2つのピークと2つの谷

a波増高　　　　　　　　　　　　　　v波増高

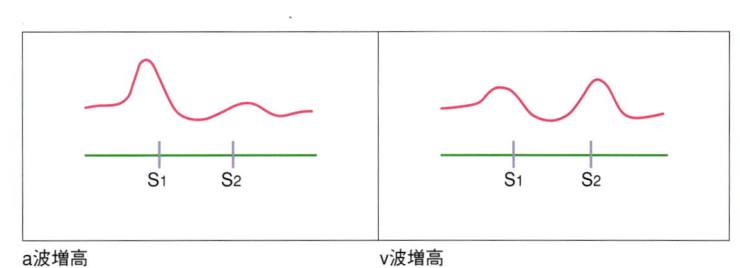

図13　異常頸静脈拍動の心音図

　右房から右室への血液の流れが障害されている三尖弁狭窄のときにもa波は増高します．心房細動では，心房の収縮がなくなるためa波は消失します．v波は，右房の充満による波形であり，

①大静脈以外から右房への血流がある場合〔心房中隔欠損症（atrial septal defect；ASD）〕
②右房が拡張しにくくなり，血液が充満して圧が上がってしまう場合（収縮性心膜炎）

があります．

心臓からの音

- 心臓からの音は心音と心雑音
- 心臓からの音は血流と心臓の異常を知るうえで重要

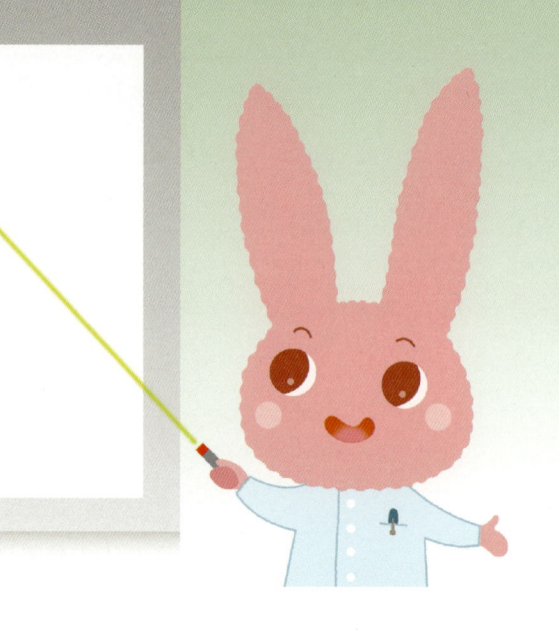

心音, 心雑音

　心臓の収縮, 拡張というダイナミックな動きに伴って振動と音が発生します. その源は, 血液自体と心臓を構成する心室, 心房, 弁装置であり, それらの振動や音を正確にとらえることは, 血流と心臓の異常を知るうえで重要です. 心臓から発生する音のうち, 接続の短いもの(たとえば, "トン", "パッ"などと表現されます)は心音とよばれ, 接続の長いもの("ザー"などと表現される)は心雑音とよばれます(音楽でいう純音と雑音の区別とは異なっています).

　心音, 心雑音ともに, 音の調子(ピッチ)は低く, 主体は500Hz以下の音です. 高調性心雑音といっても, 数百Hzの音であり, 低調性の心音では耳ではとらえにくい数十Hzの音を聴かなければならないことになります(p.42, 図32参照).

　また, 20Hz以下の音の聴診は不可能ですから, 振動として手で感じ取ります. つまり, 触診が必要となるわけで, 心臓から発生する音は, 耳だけでなく, 手でもとらえるのです(p.47, 図37参照).

聴診の基本技術

- ぜひ覚えておきたい4つの聴診部位
- 心音と心周期の関係
- Ⅰ音とⅡ音，Ⅱ音の分裂
- Ⅲ音とⅣ音，過剰心音

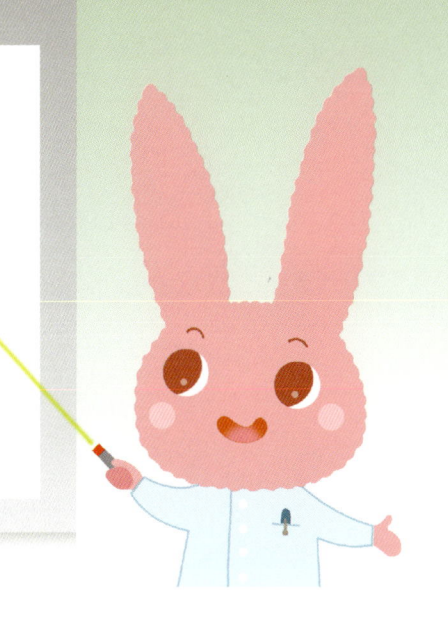

心臓・血管系の聴診技術

聴診器について

聴診器のチェストピース(胸に当てる部分)には，ダイヤフラム型(膜型)とベル型があります．

ダイヤフラム型チェストピースは，低音を減衰するフィルターの特性をもつ膜を介することによって，高い音を聴きやすくしてあります．ダイヤフラムは，皮膚と一体となって振動する必要があるので，胸壁にしっかりと強めに当てます．

心臓からの音は，低い周波数が多いことは後述します(p.42)．

ベル型は，すべての周波数の音をピックアップできますが，低音成分を聴くのにより適しています．それゆえ，ベル型は低調なⅢ音，Ⅳ音や僧帽弁狭窄症の拡張期雑音を聴くのによいでしょう．しかし，ベル面を強く胸壁に当てると皮膚が緊張してしまい，皮膚自体が低音を減衰させるフィルターとして作用するため，利点が生かせません．

ベル型チェストピースの特性を生かして使うためには，皮膚とチェストピースのあいだにすきまができない程度に，あくまでそっと当てるのがコツです(図14)．

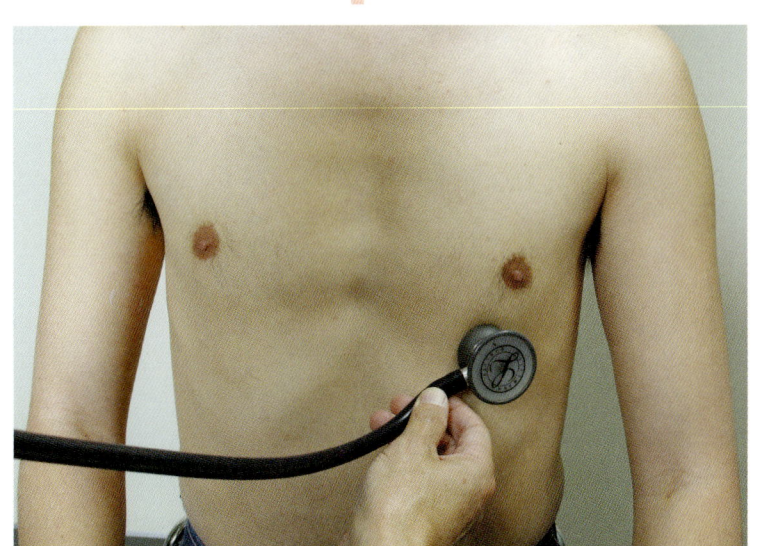

図14 ベル型チェストピースの当て方

聴診部位

聴診に際しては，聴いている音が心臓のどこから出ているのか判断しなければ，的確な診断に結びつきません．そのためには，心臓の中で発生した音が胸壁のどこへ最もよく放散するかを知ることが手がかりになります．これが心臓のおのおのの場所に対する聴診部位とよばれるものです．

聴診部位は複雑なものではなく，4か所(**図15**)について理解しておけば十分であり，ぜひ覚えておいていただきたいポイントです．

①左室から発生した音は，心尖部を中心に放散する(左室聴診部位)．
②大動脈弁を含んだ左室流出路から出た音は，心尖部〜第3肋間胸骨左縁〜第2肋間胸骨右縁に放散する(左室流出路聴診部位)．
③右室からの音は，胸骨下部両縁を中心によく聴こえる(右室聴診部位)．
④肺動脈弁を含めた右室流出路からの音は，胸骨下部左縁〜第3，第2肋間胸骨左縁に放散する．第3肋間胸骨左縁は，エルブ(Erb)の領域ともよばれ，すべての聴診部位の音が含まれる．

*

聴診部位を記述する際には「第2肋間胸骨右縁」，「第3肋間胸骨左縁」というように，こまかく表現したほうがわかりやすくなります．

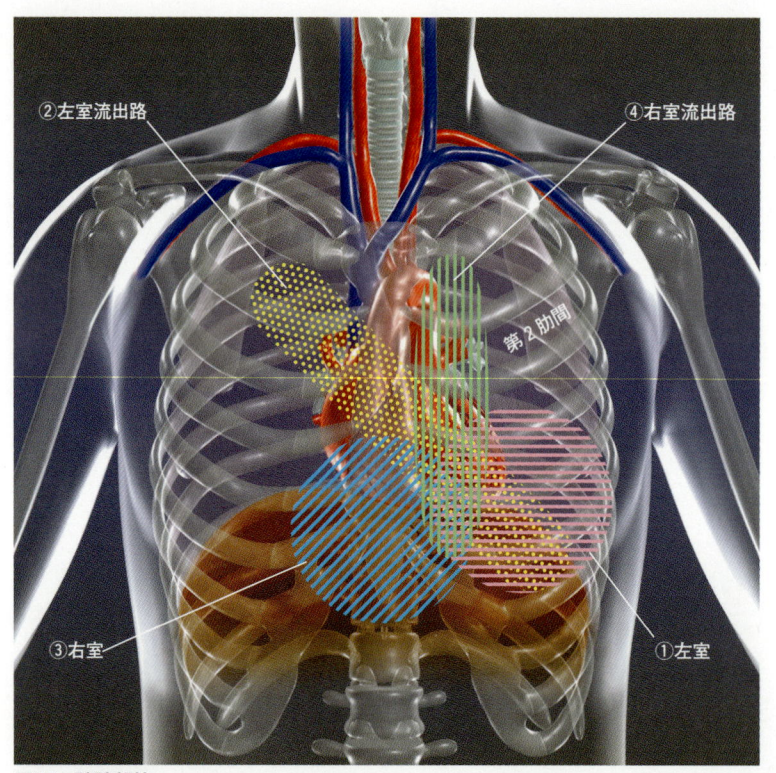

図15 聴診部位

心音の発生機序と心周期

弁の閉鎖と心音

聴診するときには，聴こえた音が心周期（心室の収縮期と拡張期）のどこに位置しているかを判断することが必要です．図16は心臓の内圧を示したものですが，房室弁（僧帽弁と三尖弁）と半月弁（大動脈弁と肺動脈弁）の動きを理解するには，内圧の変化と結びつけて考えるといいでしょう．

たとえば，僧帽弁は左室圧が左房圧より高くなると閉じ，左房圧が左室圧より高くなれば開きます．大動脈弁は，左室圧が大動脈圧より高いあいだは開いています．それぞれの弁が，いつ閉じて，いつ開くかは，内圧曲線をみると理解することができます．正常では，弁が閉じるときに一致して心音が聴かれますが，開くときには聴き取れるほどの大きさの音は発生しません．

Ⅰ音は，房室弁（僧帽弁と三尖弁）が閉じるときに一致して生じる音で，Ⅱ音は半月弁（大動脈弁と肺動脈弁）が閉じる際に一致して生じる音です．心周期からいうと，Ⅰ音は心室が収縮しはじめたころに聴こえ，Ⅱ音は収縮期が終わるころに，ということになります．

つまり，Ⅰ音とⅡ音のあいだが心室の収縮期に，Ⅱ音とⅠ音とのあいだが拡張期にほぼ相当します．Ⅰ音とⅡ音は，心音の基本であり，通常，Ⅰ音とⅡ音との関係から，心周期との関連を鑑別します．心雑音がⅠ音とⅡ音とのあいだにあれば，収縮期雑音であり，Ⅱ音とⅠ音とのあいだであれば拡張期雑音ということになります．

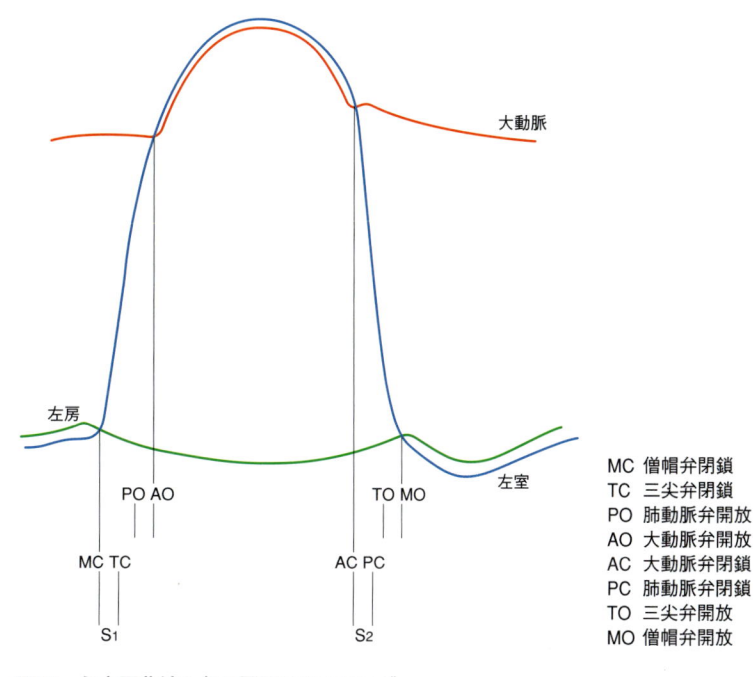

MC 僧帽弁閉鎖
TC 三尖弁閉鎖
PO 肺動脈弁開放
AO 大動脈弁開放
AC 大動脈弁閉鎖
PC 肺動脈弁閉鎖
TO 三尖弁開放
MO 僧帽弁開放

図16　心内圧曲線と弁の開閉のタイミング

Ⅰ音の構成要素とその順序

Ⅰ音は，僧帽弁と三尖弁の閉じる際に生じる，2つの音から成り立っています．心臓の収縮は左室から始まりますから，僧帽弁が先に閉じます．Ⅰ音の主成分は，まず僧帽弁，次いで三尖弁の閉鎖音の順番となります．僧帽弁成分は，どの聴診部位でも聴かれますが，音の小さい三尖弁成分が最もよく聴こえる第3肋間胸骨左縁（エルブの領域）で，注意深く聴診するとⅠ音の2つの成分が聴き取れます（図17）．

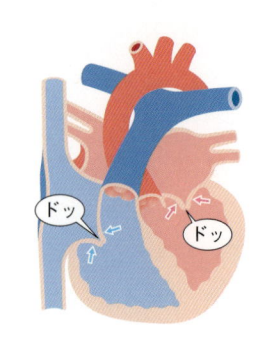

- 心室圧が心房圧より大きくなると，僧帽弁と三尖弁が閉じる．このとき聴かれる音をⅠ音という
- 心臓の収縮は左室から始まるため，僧帽弁が先に閉じる

図17　Ⅰ音

Ⅱ音の構成要素とその順序

Ⅱ音は，大動脈弁と肺動脈弁の閉鎖音です．内圧曲線からわかるように，大動脈圧は肺動脈圧に比べて著しく高く，弁を閉じる力も強いので，大動脈弁が先に閉鎖します．つまり，Ⅱ音の主成分は，最初が大動脈弁，次が肺動脈弁の閉鎖音です．これらは，Ⅱ音の大動脈成分（ⅡA），および肺動脈成分（ⅡP）とよばれています（図18）．

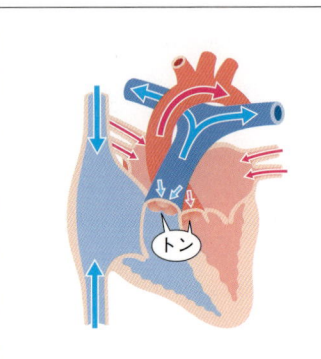

- 心室圧が動脈圧より大きくなると，大動脈弁と肺動脈弁が閉じる．このとき聴かれる音をⅡ音という
- 大動脈弁が先に閉じる

図18　Ⅱ音

弁の開閉とタイミング

弁が開くときは，正常では音として聴かれませんが，そのタイミングを知っておくことは大切です．心室が収縮を開始して，僧帽弁と三尖弁が閉じ，さらに心室内圧が上昇すると，右室は前述したように左室より遅れて収縮します．そのときは，肺動脈圧が低いため，右室圧は肺動脈圧より高くなるのが早く，肺動脈弁は先に開きます．

左室は，右室よりも先に収縮が始まりますが，大動脈圧が高いために，左室圧が大動脈圧よりも高くなるのに時間がかかり，大動脈弁は肺動脈弁より遅れて開きます．また，房室弁の開放は，右室圧が低いため，右房圧は左房圧よりもすこし低いにもかかわらず，右房圧が右室圧よりも高くなるほうが早いので，先に三

尖弁が開き，遅れて僧帽弁が開くことになります．

図16の弁の閉鎖と開放のタイミングと左心系の内圧曲線を参照してください．

右心系の内圧曲線は重ねると複雑になるので示しませんが，それぞれの弁の閉鎖，開放の順序を理解することは，聴診所見と血行動態を関連させるうえできわめて重要です．

正常Ⅱ音の分裂

前述したように，Ⅱ音は大動脈弁の閉鎖音が先に，肺動脈弁の閉鎖音があとにありますが，この２つの成分の間隔は呼吸によって変化します．吸気時には，胸郭内は陰圧になるため末梢静脈血からの胸郭内への血液流入は増え，上下大静脈からの右房→右室への還流も増加し，右室駆出時間はすこし延長します．

このため，肺動脈成分の出現は呼気時より遅れます．また，吸気時には肺が拡大し，肺内の血液量が増加するため，左房への流入血液量は減少し，左室拍出量は低下します．そのために，吸気時には血圧が軽度（収縮期圧で10mmHg以内）低下し，Ⅱ音の大動脈成分はわずかに早めに出現します（図19）．

以上が呼吸に伴うⅡ音の分裂機序と考えられています．人の耳は，0.02秒以上の分裂間隔があれば，２つの音として弁別できるといわれています．正常でもⅡ音は吸気時に0.04～0.08秒程度分裂するので，分裂を十分聴き取れますが，呼気時には分裂した音として聴こえないことが多くみられます．

Ⅱ音の分裂を聴くのには，音が小さい肺動脈成分が最も聴きやすい部位である第２肋間胸骨左縁がいいでしょう．胸骨の右縁では，大動脈成分が大きすぎて，すぐうしろにある肺動脈成分がマスクされてしまいます．Ⅱ音は通常，臥位よりも坐位または前傾位（図20）のほうが，心臓が胸壁に近づくため，よく聴こえます．

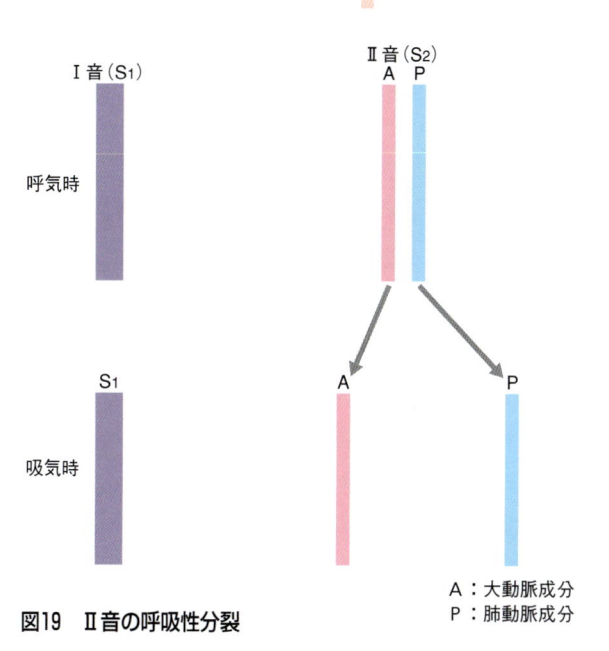

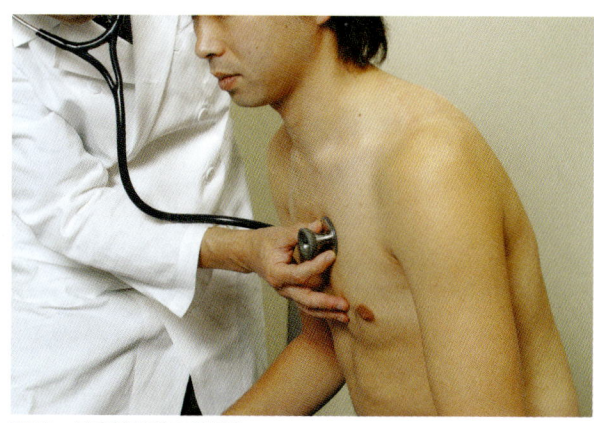

図19　Ⅱ音の呼吸性分裂

A：大動脈成分
P：肺動脈成分

図20　Ⅱ音聴取時の前傾位

聴診に際しては，患者さんにゆっくりと息を吸ってもらいながら（ただ深呼吸するように言って呼吸音が大きくなりすぎるときは，検者の手を上げ下げし，その動きに合わせてゆっくりと呼吸してもらう），息を吸いはじめて数心拍後と，吐きはじめて数心拍後のⅡ音を比較します．

Ⅰ音，Ⅱ音の強さ

1 心室収縮速度と閉鎖開始時の弁の位置

弁が閉鎖するときに生じる音の強さは，弁の閉じる速さと，弁の性状の影響を受けます．房室弁の閉じる速さは，心室の収縮速度と，閉鎖開始時の弁の位置が関係しています．正常でも運動時，精神的興奮時など，また，甲状腺機能亢進症では心臓の収縮は強くなり，Ⅰ音は亢進します．これらの場合では，Ⅱ音もともに亢進します．

閉鎖を開始するときの房室弁の位置は，Ⅰ音の強さに大きな影響を与えます．正常では，心室が収縮を開始するときには，心房から心室への血液の流入はほぼ終わっています．そのため，房室弁は閉じかけた状態にあり，心室内圧の立ち上がりはじめに閉鎖します．

しかし，心房と心室の収縮が近づくと（心電図では，心房の興奮によるP波と，心室の興奮波形のQRS群とのあいだ，つまりPQ時間の短縮となる），心房が収縮した直後の房室弁が開いているときに心室の収縮が始まることになります．房室弁の運動距離が大きくなるのと同時に，房室弁が閉じる瞬間の心室内圧上昇速度は，立ち上がりはじめより速くなっており，Ⅰ音は亢進します．逆に，PQ時間が長くなるとⅠ音は弱くなります．

このことがよくわかるのは，完全房室ブロックのときであり，PQ時間が不規則に変わるのにつれて，Ⅰ音の大きさも変化します．

2 Ⅰ音，Ⅱ音の亢進・減弱

リウマチ性の僧帽弁狭窄症は，左房から左室へ血液が流れにくくなっているため，心室への血流は左室収縮直前まで続きます．僧帽弁が開放した状態から閉じることと，弁尖がリウマチ性変化により硬くなっていることが相まってⅠ音が亢進します．

Ⅱ音の強さも，半月弁の閉鎖速度の影響を受け，大動脈圧と肺動脈圧の高さにより変化します．大動脈圧が高くなれば，Ⅱ音の大動脈成分が亢進し，肺高血圧症では肺動脈成分が亢進します．また，右室流出路と肺動脈は，心臓の最も前側で胸骨の下にあることから，右室，肺動脈の拡大などで物理的に右室流出路が胸骨に近づくようになるとⅡ音は大きく聴こえます．

Ⅰ音とⅡ音の亢進・減弱の判断は主観的な面もありますが，聴診する部位により判断することができます．正常では，心基部（第2肋間胸骨両縁あたり）では半月

弁の閉鎖音がよく伝わるため，Ⅱ音がⅠ音よりも大きく聴こえ，心尖部では逆にⅠ音がⅡ音より大きく聴こえます．

心尖部でⅡ音のほうが大きく聴こえればⅡ音の亢進があり，心基部でⅠ音が大きければⅠ音の亢進があると考えられます．Ⅱ音の肺動脈成分は音が小さいため心尖部で聴くことが困難であり，心尖部ではⅡ音の大動脈成分のみが聴かれます．心尖部で明らかなⅡ音の分裂がみとめられれば，肺動脈成分が亢進しているか，Ⅱ音以外の心音があると考える必要があります．

Ⅰ音とⅡ音の鑑別

Ⅰ音とⅡ音のあいだが心室の収縮期，Ⅱ音とⅠ音のあいだが拡張期に相当するわけですから，過剰心音（後述）や心雑音が心周期のどこに位置しているかを判断するのは，Ⅰ，Ⅱ音との関係が目安になります．したがって，聴診に際してはまず，Ⅰ音とⅡ音を明確に聴き取ることが大切です．

Ⅰ音とⅡ音の鑑別法を表2にまとめました．

表2　Ⅰ音とⅡ音の鑑別法

1　最も確かな方法は，頸動脈を触診しながら聴診することである．頸動脈の立ち上がりと同時に聴こえるのがⅠ音である	2　収縮期は拡張期より短いため，Ⅰ〜Ⅱ音の間隔は，Ⅱ〜Ⅰ音の間隔より短い．通常はこの方法でも判別できるが，頻脈になると判別は困難である
3　Ⅱ音は，Ⅰ音よりシャープな，澄んだ音に聴こえる．たとえてみれば，Ⅰ音を"ドッ"と表現すれば，Ⅱ音は軽く"トン"という感じになる．Ⅰ音とⅡ音のこの違いは，頻脈になっても，小児でも同様である	4　正常では，心基部ではⅡ音が強く，耳にはっきり聴こえ，心尖部ではⅠ音のほうが大きい．とくに，心基部ではⅡ音がはっきり聴かれるので，聴診器をまず心基部に当ててⅡ音を聴き取るとよい．この方法は，どちらかの心音の亢進・減弱がある場合はわかりにくくなる

過剰心音

Ⅰ音とⅡ音以外の心音は過剰心音とよばれ，これにはⅢ音，Ⅳ音，クリック音，駆出音，開放音などがあります．過剰心音を聴いたときは，Ⅰ音とⅡ音の関係から心周期のどこにあるのかということと，音のピッチがどうであるかをとらえることが診断上重要です．

Ⅲ音

1　Ⅲ音の発生機序

Ⅲ音は，Ⅱ音のあとに聴こえる低調な心音です．心周期からみる，拡張早期に出現します．Ⅲ音の発生機序を論じる前に，心臓内における血液の流れを考えて

みたいと思います．

　心室の収縮により心室の上部が心尖部に近づき，このときに心房が拡張されて大静脈と肺静脈から血液が心房に流入します．図21に，右房・右室の収縮・拡張とa波，v波，x谷，y谷の関係を示します（p.24，図12参照）．

　心室が収縮し終えたときに心房は最も拡張しています．心室拡張早期の房室弁が開いた直後に，充満した心房から心室へ多くの血液が流入します．この時期は，急速充満期とよばれています．その後，心室への血液流入はあまりなく，拡張末期に（心電図上P波が出たあとに）心房が収縮して，再び心房から心室に血液が流入し，心室が最大に充満した時点で再び心室の収縮が始まります．

　Ⅲ音は，ほぼ急速流入期に一致しており，心室に急速に血液が流入し，心室拡大が急に起こったときに出現します．

　Ⅲ音は心室から発生する低調な音で，その発生機序については，急速流入期に心室に入った血液が心室壁にぶつかり血液自体と心室壁が振動すること，心室が急に拡大し胸壁に当たること，などが考えられています．

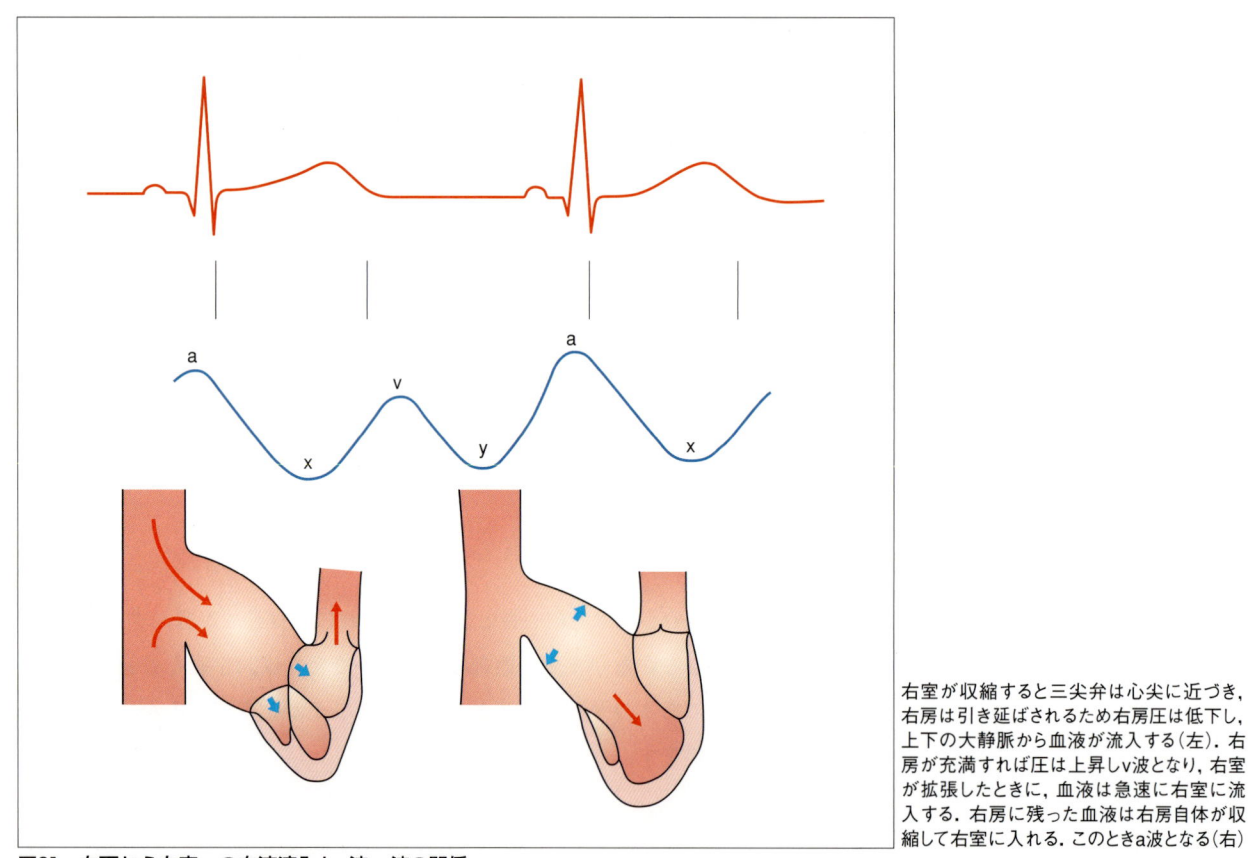

図21　右房から右室への血液流入とa波・v波の関係

右室が収縮すると三尖弁は心尖に近づき，右房は引き延ばされるため右房圧は低下し，上下の大静脈から血液が流入する（左）．右房が充満すれば圧は上昇しv波となり，右室が拡張したときに，血液は急速に右室に流入する．右房に残った血液は右房自体が収縮して右室に入れる．このときa波となる（右）

2 病的Ⅲ音

　正常な場合でもⅢ音を聴くことがありますが，30歳代でほとんど消失します．40歳以上の人にⅢ音がみとめられれば病的である可能性が高いので，原因を調べる必要があります．病的Ⅲ音（図22）の成因は，以下のとおりです．

①心室への正常以上の血液流入

　心房から正常以上の血液が心室に流入する場合，たとえば，僧帽弁閉鎖不全症では収縮期に心房へ逆流した血液が，再び心室へ流入します．そのため，左房から左室への血液量が増加します．

　また，左→右シャントを伴う心室中隔欠損症や動脈管開存症は，左心系から右心系へ入った血液が，肺を通って再び左房に入り込むため左房から左室への血流が増加し，Ⅲ音を聴くことがあります．

②心室の拡張がよくない場合

　心房から心室への血流量は正常，またはそれ以下であっても，心室の拡張がよくない場合，つまり，心室コンプライアンスが低下しているときにもⅢ音が聴かれます．

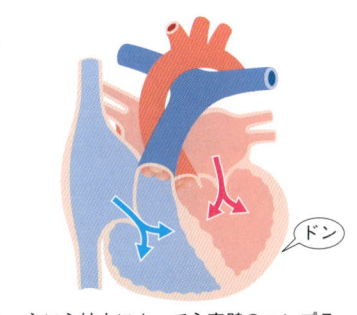

- 主に心拡大によって心室壁のコンプライアンスが低下しているため，急速流入期の血流による衝撃によって生じる．このとき聴かれる音をⅢ音という．
- 僧帽弁閉鎖不全症，心室中隔欠損症，動脈管開存症などで聴取されることがある．
- 胸壁の薄い若年者にかぎって正常でも聴取されることがある（生理的Ⅲ音）

図22　Ⅲ音

*

　前記の①の場合は，血流異常に伴う心雑音がみとめられますが，②の場合には雑音があるとはかぎりません．40歳以上の人で，心雑音がないのにⅢ音が聴かれる場合は，心室コンプライアンスの低下を疑うべきです．

　コンプライアンスは"素直さ"といった意味の言葉ですが，心室コンプライアンスという場合は，圧力に対する心室の拡張しやすさであり，コンプライアンスが高いということは，内圧上昇に伴う心室の拡張がよい（大きい）ことを意味しています．

Ⅳ音

拡張期における心房から心室への血液流入は，急速流入期に7〜8割の血液が移行します．しかし，拡張末期の心房収縮により，残りの2〜3割の血液が入ります．

Ⅲ音は急速流入期に出現しますが，心房が収縮し，心室への血液流入が再び増加したときに，心室からⅣ音(図23)が出現することがあります．

つまり，Ⅳ音が発生するためには，7〜8割方充満した心室に対して，心房が収縮して血液を移行させることが必要なのです．Ⅳ音は心房収縮に伴って出現するので，心房音ともよばれますが，実際は心室から出る音です．

正常ではⅣ音を聴くことは少なく，聴取されれば異常と考えられます．

Ⅲ音は心室への血流増加があっても聴かれますが，病的Ⅳ音は，心室コンプライアンスが低下したときに聴かれるものです．この心音は，非常に低調で，50Hz以下の音が主成分です．心室の聴診部位にベル型のチェストピースをそっと当ててⅠ音の直前を十分に注意して聴診しないと聴き逃してしまうことがあります．

心室コンプライアンスが低下するのは，①心室の肥大，②虚血(狭心症発作時，心筋梗塞)，③心筋症，心筋炎です．これらの疾患では，Ⅲ音，Ⅳ音の有無は病態を評価するうえで重要です．とくに，経過観察中にこれらの過剰心音が新しく発生した場合は，心室コンプライアンスが低下して病態に変化が生じたことを意味しています．そのため，Ⅲ音，Ⅳ音がみとめられない場合は，その旨をきちんと記載しておくべきです．

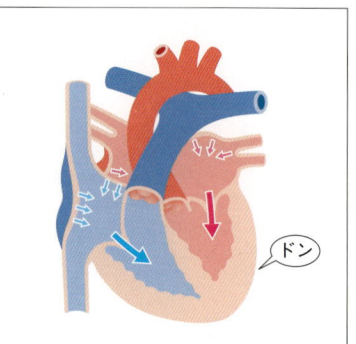

- 重症化した左室の拡大では，流入した少量の血液でも心室コンプライアンスが低下しているために衝撃音が生じる．このとき聴かれる音をⅣ音という
- 狭心症発作時，心筋梗塞，大動脈弁狭窄症，心筋炎，心筋症などで聴取されることがある

図23　Ⅳ音

高いピッチの過剰心音

Ⅲ音，Ⅳ音は非常に低調な心音ですが，高調性の過剰心音はクリック，スナップ音(コンピュータのマウスの操作音に似ている)などとよばれます．収縮期クリックは，文字どおり収縮期の高調性心音であり，出現する時相によって収縮早期クリック，収縮中期クリック，および収縮後期クリックに分けられます．

1 収縮早期に聴かれるクリック

ほとんどの場合，心室が収縮を開始して大動脈または肺動脈に血液が駆出されるときに発生する駆出音(ejection sound)，または駆出クリック(ejection click)とよばれるものです(図24)．このとき，大動脈弁または肺動脈弁はドーム状に急に盛り上がります．また，動脈起始部が膨らむことが，駆出音の発生機序と考えられています．

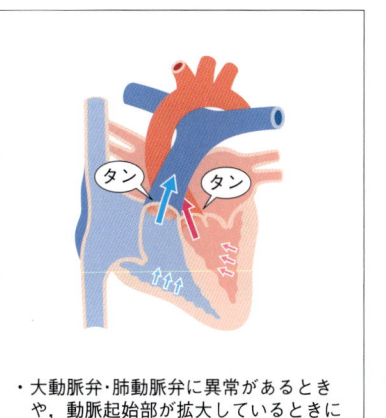

・大動脈弁・肺動脈弁に異常があるときや，動脈起始部が拡大しているときに生じる

図24　駆出音

駆出音は，半月弁自体に異常があるか，動脈起始部が拡大しているときによく聴かれます．

①**大動脈駆出音**

大動脈駆出音は，弁の異常としては，大動脈弁狭窄症（AS）のときに聴かれ，大動脈起始部の拡大に伴う駆出音は，大動脈弁閉鎖不全症（AR），上行大動脈瘤，高血圧症などのときにみとめられます．この駆出音は，左室流出路に沿って聴取されます．

②**肺動脈駆出音**

肺動脈駆出音は，右室流出路に沿って肺動脈弁狭窄症（PS）および肺高血圧症においてみとめられます．PSにおける駆出音は，呼吸の影響を受けるのが特徴です．

吸気時には，静脈還流が増加して軽度ではありますが右室圧は上昇します．PSでは，肺動脈圧は狭窄の後方の圧であるので低く，右室圧がすこし上昇しても肺動脈弁は開きかけてしまいます．そのため，右室収縮により肺動脈弁の開放が早期に起こり，駆出音はⅠ音に近くなります．肺高血圧症では，肺動脈圧が高いため，呼吸による駆出音の動きはほとんどありません．

まれに，僧帽弁逸脱によるクリックが収縮早期に出現することがありますが，このクリックは左室の聴診部位で聴かれ，立位→臥位，立位→しゃがみ込み（蹲踞）により収縮中期に移動するので鑑別ができます（「収縮中期，および後期のクリック」の項参照）．

2　収縮中期および後期のクリック

収縮中期〜後期の高調性過剰心音は，多くの場合，僧帽弁から発生します．

正常では，僧帽弁が閉鎖して心室内圧が上昇しても，僧帽弁は弁輪と腱索にしっかりと支えられているため，左房側に張り出すことはありません．しかし，僧帽弁装置になんらかの異常があり，心室内圧が上昇したときに僧帽弁が左房側に

張り出す(逸脱とよばれる)ために,このときに一致してクリックが発生することがあります(図25).

僧帽弁が左房側に逸脱するタイミングはさまざまで,クリックの発生も収縮早期〜後期までいろいろです.僧帽弁逸脱症のクリックは左室聴診部位で聴かれますが,まれにみられる三尖弁逸脱によるクリックは,右室聴診部位で聴取されます.

- 拡張早期にリウマチ性の弁変化がある僧帽弁,三尖弁が開くときに生じる

僧帽弁逸脱症では,弁装置に異常があり弁尖の一部が左房側に張り出す

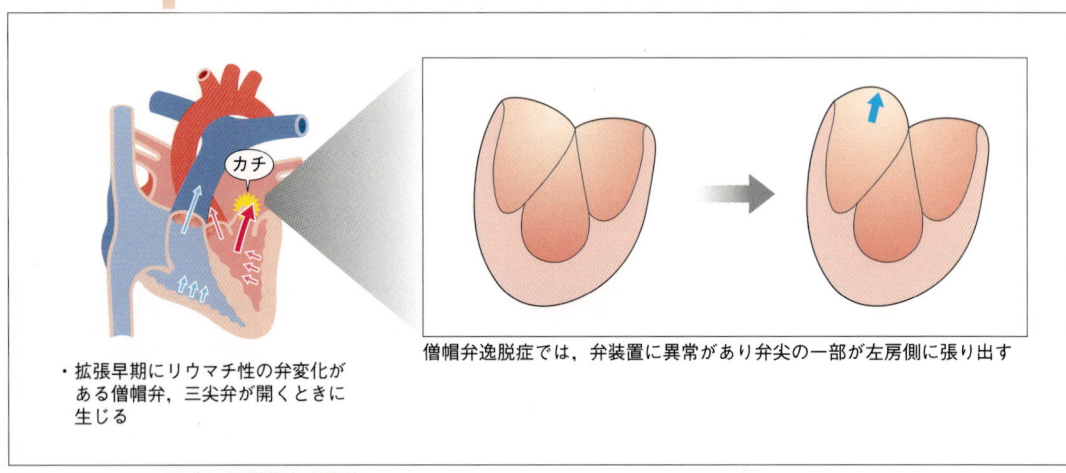

図25 クリックが発生する僧帽弁逸脱症

3 拡張期の高調性心音

拡張期の高調性心音は,ほとんどが拡張早期に聴かれ,房室弁の開放,または心房の粘液腫が心室側に移動することで生じます.正常では,房室弁が開くときに心音は発生しません.しかし,リウマチ性の弁変化があると開放音が出現することがあり,オープニングスナップ(OS)とよばれます(図26).

心房に発生することがある粘液腫はまれな疾患ですが,心房から心室に"飛び込んだ"ときに音が出ることがあり,tumor plop(TP)とよばれています.このtumor plopは,開放音と比べると,より低調で開放音のようなクリックではなく,多くは「ブッ」,「ブルッ」などと聴こえます.

- 拡張早期にリウマチ性の弁変化がある僧帽弁,三尖弁が開くときに生じる

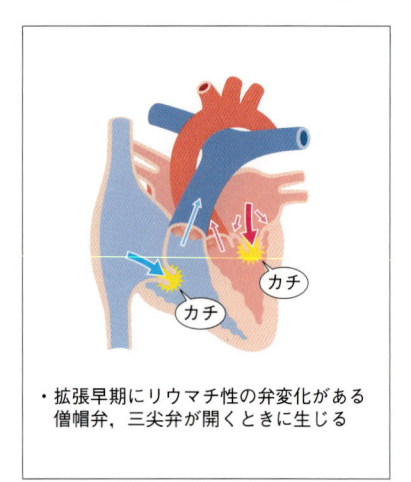

図26 オープニングスナップ

4 I音の付近で心音が2つ聴かれた場合 (図27a)

次の可能性が考えられます.

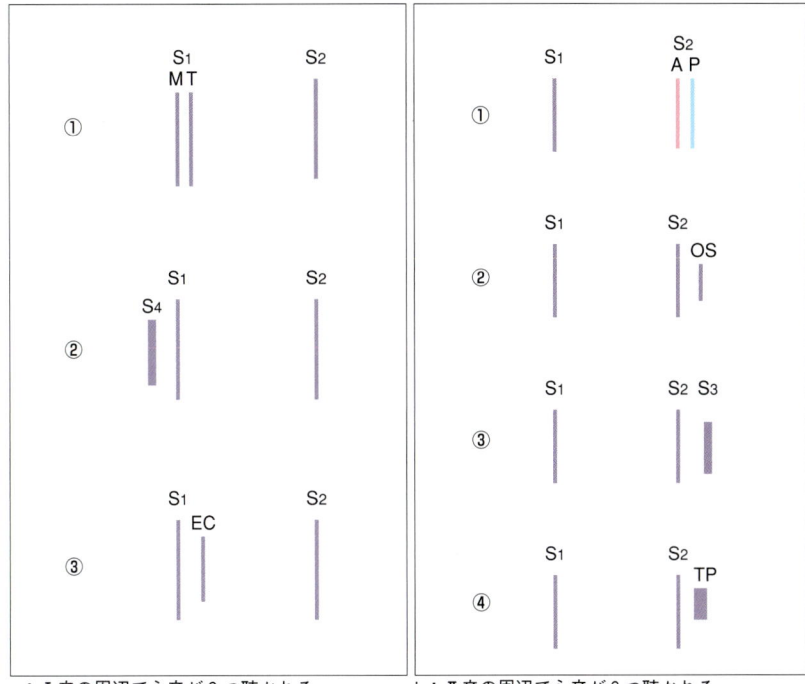

a：Ⅰ音の周辺で心音が2つ聴かれる　　b：Ⅱ音の周辺で心音が2つ聴かれる

図27　心音が2つ聴かれる場合

① Ⅰ音の分裂

　三尖弁の閉鎖音は，通常右室の聴診部位でしか聴かれず，クリックのようにシャープな音ではありません．

② Ⅳ音とⅠ音

　Ⅳ音は非常に低調性で，心基部には放散しません．

③ Ⅰ音と駆出音

　駆出音（EC）は流出路の聴診部位で聴かれ，高調性です．

5　Ⅱ音の付近で心音が2つ聴かれた場合（図27b）

次の可能性が考えられます．

① Ⅱ音の分裂

　Ⅱ音の肺動脈成分は第2肋間胸骨左縁で最もよく聴かれ，呼吸の影響を受けます．

② Ⅱ音とオープニングスナップ

　僧帽弁のOSは，左室聴診部位でよく聴かれる高調性の心音です．

③ Ⅱ音とⅢ音

　Ⅲ音は心室の聴診部位で聴かれ，低調性です．

④ Ⅱ音とtumor plop

　tumor plopは，OSより低調で「ブッ」，「ブルッ」と聴こえます．

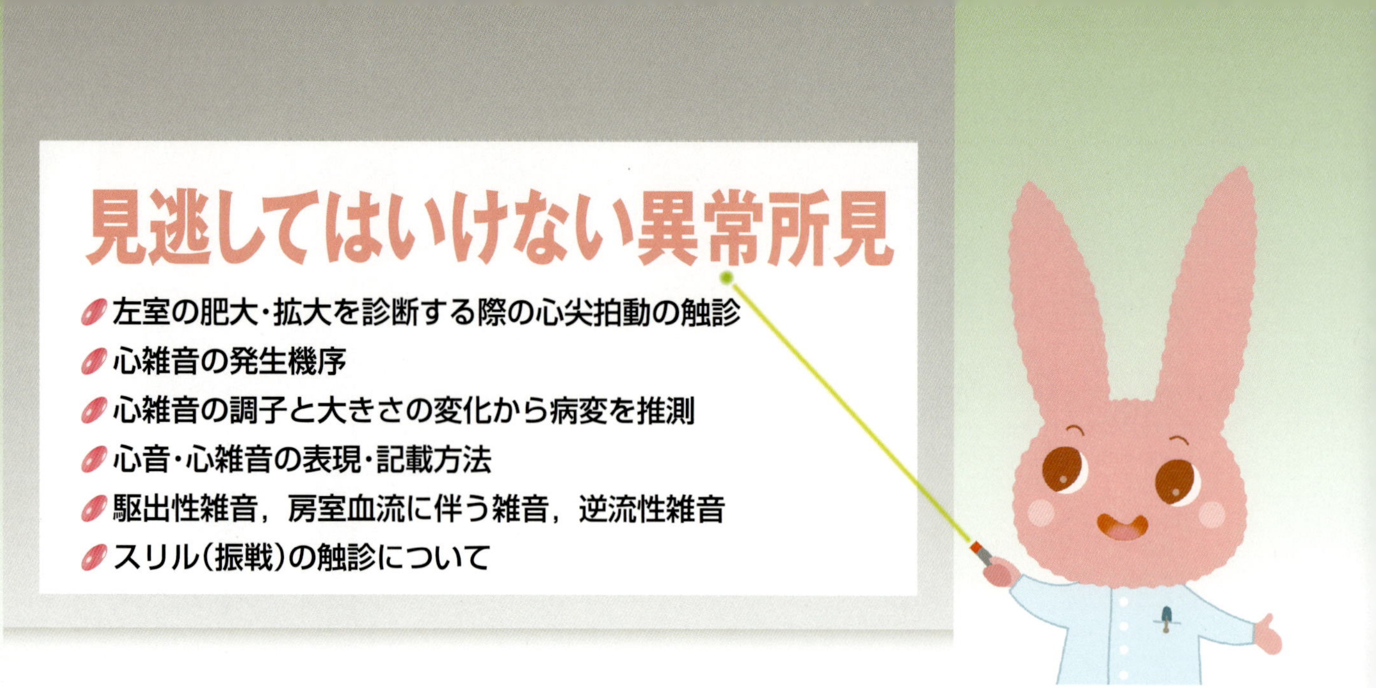

見逃してはいけない異常所見

- 左室の肥大・拡大を診断する際の心尖拍動の触診
- 心雑音の発生機序
- 心雑音の調子と大きさの変化から病変を推測
- 心音・心雑音の表現・記載方法
- 駆出性雑音，房室血流に伴う雑音，逆流性雑音
- スリル（振戦）の触診について

前胸壁拍動の触診

心臓の拍動に伴う前胸壁の拍動は，心臓の異常を知る手がかりになります．心尖拍動はよく知られています．このほかに異所性拍動，右室拍動があります．心臓は収縮しはじめるとき（等容収縮期），足のほうから見て反時計方向に回転しながら前胸壁に軽く当たり，この拍動が心尖拍動として触れます（図28）．

正常の心尖拍動は，坐位で左鎖骨中線よりも内側の位置に収縮期の始まりに一瞬触れます（図29）．正常の心尖拍動は，2つの肋骨にまたがるほど広い範囲に触

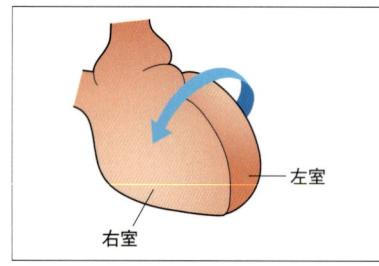

収縮が開始すると（等容収縮期）心臓は足からみて反時計方向に回転する

図28 等容収縮期の反時計回りの回転

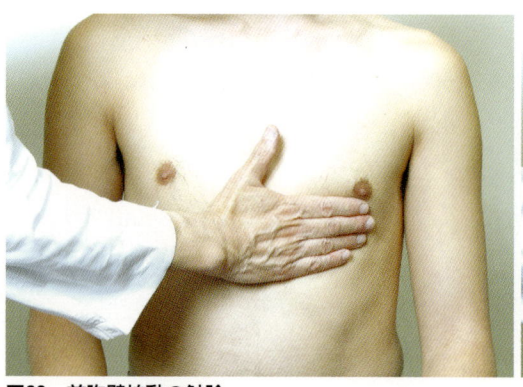

図29 前胸壁拍動の触診

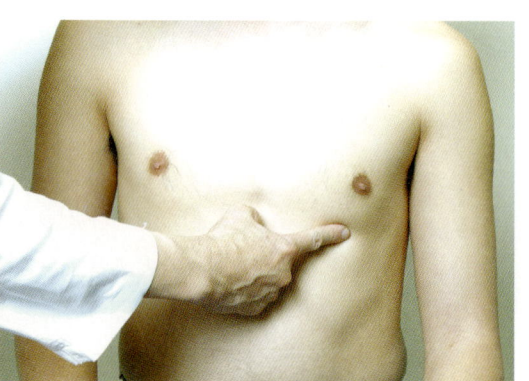

れることはありません．また，心尖拍動はすべての人に触れるのではなく，坐位で2人に1人の割合で触れる程度，肥満者は触れにくい傾向があります．

　心尖拍動の存在部位に聴診器を当てると，心室からの音がよく聴取できます．Ⅲ音，Ⅳ音のエネルギーが大きいと心尖拍動部位で触知できますが，これは病的状態といえます．

　心尖拍動を触診する意義は，左室の肥大・拡大を診断することです．

　肥大は心筋細胞が大きくなり，心室壁が厚くなる病理学的な用語であり，心尖拍動は図30のようになり，収縮期全体にわたって触診している指を押し返すようになります．

　拡大は心室内腔が大きくなることであり，心尖拍動は鎖骨中線よりも外側になります．心尖拍動が触れれば，そこが左室の位置と考えてよく，さらに打診を行っても得られる情報は多くありません．臥位で心尖拍動の位置をみても，坐位とは心臓の位置が変わってしまうため，心拡大の判定の根拠にはなりません．

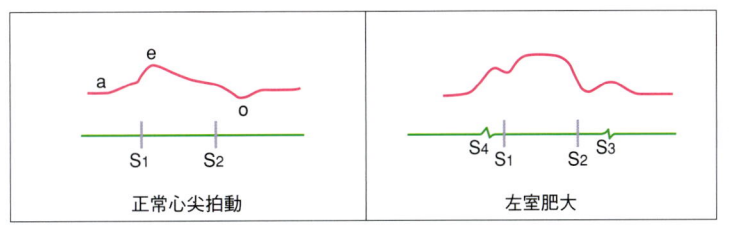

正常心尖拍動（左）は収縮期の最初に軽く指を叩くような拍動である．左室肥大では（右）収縮期全体に盛り上がるようになり，ときにⅣ音，Ⅲ音を拍動として触れる

図30　心尖拍動

心雑音

　血液は粘稠性のある液体ですが，よどみなく流れていれば体表からはっきりと聴きとれるほど大きな音は発生しません．

　しかし，血管に狭窄があると，狭窄の前後に圧力の差（圧較差）が生じ血流は乱れます．圧較差が，ある程度以上になると，狭窄部位から血液が噴出し（ジェット流），血管壁が振動するとともに，血流の乱れによる血液自体の振動も加わって雑音が発生します（図31）．つまり，雑音が聴こえるということは，圧較差が存在することを意味しているのです．心音，心雑音と耳の閾値の関係を図32に示します．

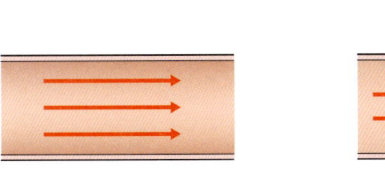

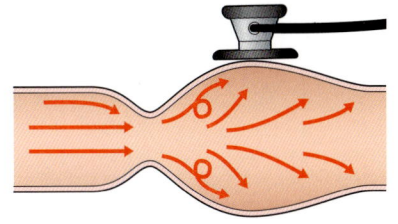

狭窄がなければ血流はスムーズであるが（左），狭窄があり圧較差が生じると乱流とジェット流が出現し雑音が発生する

図31　心雑音の発生機序

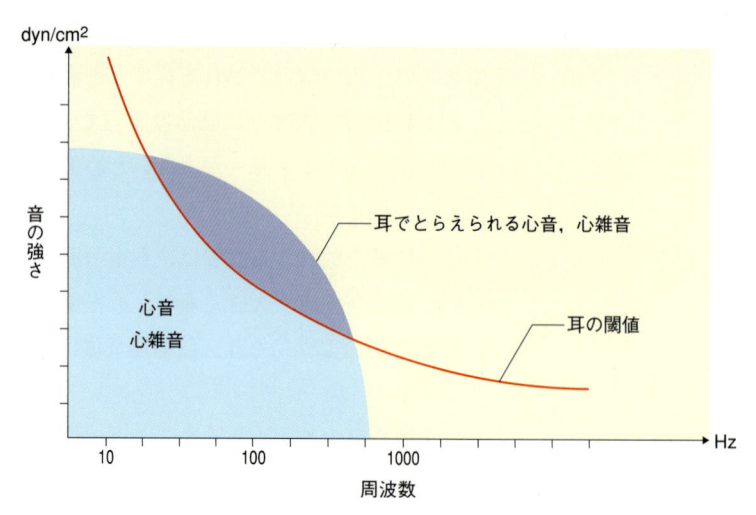

聴診できる音は心臓から発生した音の一部であり、聴きとれない低音成分は触診により振動としてとらえることが必要である

図32　心音、心雑音と耳の閾値

雑音のピッチと大きさの変化

　雑音を聴いたときは、ピッチ（調子）と大きさの変化に注意を向けます。圧較差が大きいほど、雑音のピッチは高くなります。つまり、ピッチの違いにより圧較差をある程度推測することが可能なのです。

　たとえば、心室中隔欠損症で高い圧の左室から低い圧の右室へシャントがあるときの雑音は高調です。僧帽弁狭窄症では、拡張期に左房から左室へ血液が流入するときに雑音が生じますが、圧較差は少なく、雑音は低調です。

　一般に、低調性雑音は100Hz以下に、高調性雑音は300Hz以上に主成分があります。中等度のピッチの雑音は、両者の中間に主成分があることになります。ある程度の圧較差があり、しかも血流量が多い場合、種々の周波数の雑音が混在し、耳には粗く聴こえ、粗い雑音（harsh murmur）と表現されます。この粗い雑音は大動脈弁狭窄症（AS）でよく聴かれます。

　雑音の大きさは、圧較差のある部位を通る血液の量によって変化します。

　もし、ある部位で聴いた雑音が漸増型であれば、血流量は徐々に増加したことを意味しており、雑音が漸増・漸減型（ダイヤモンド型）であれば、血流は徐々に増加して減少したことが考えられます。

　大動脈弁狭窄症（AS）は、左室から大動脈に血液が駆出されるときに雑音が生じ、血流量は徐々に増加して減少するため、ダイヤモンド型になります（図33）。

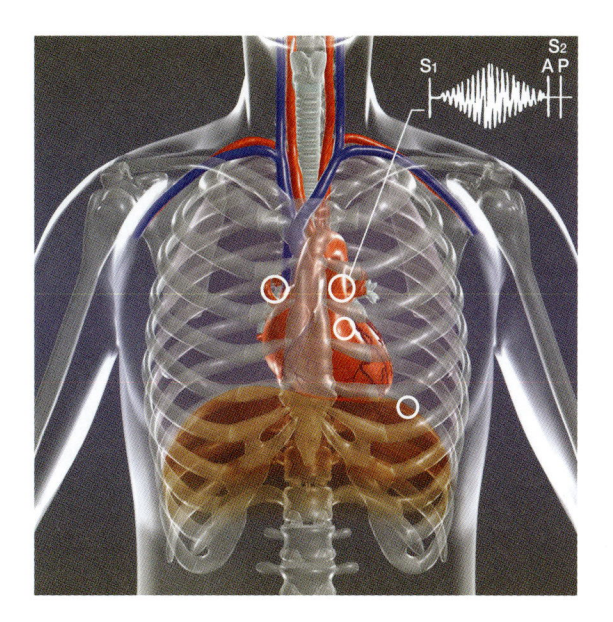

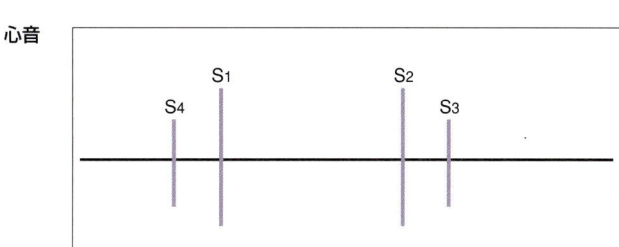

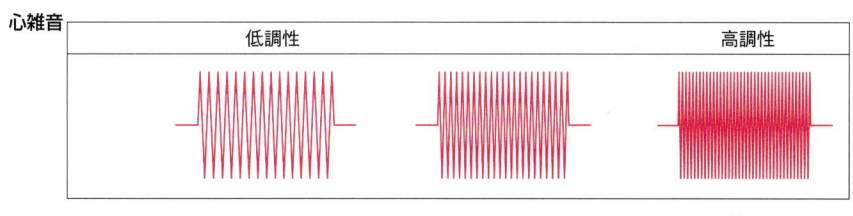

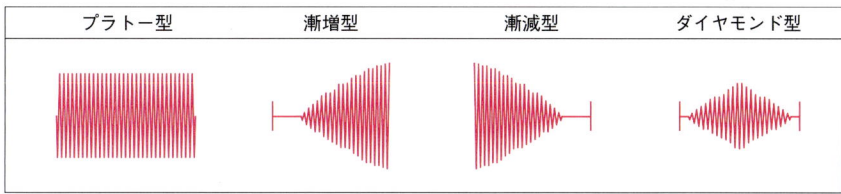

心音

心雑音

低調性　　　　　　　　　　　　　　　高調性

プラトー型　　漸増型　　漸減型　　ダイヤモンド型

上の図における各聴診部位での所見を心音と心雑音を組み合わせて記入すればよい

図33　聴診における記載例

心臓・血管系の聴診技術

心音，心雑音の記載方法

聴診した所見は他の人に伝えることができなくてはなりません．音楽に楽譜があるように，心音と心雑音についても一定のきまりをつくっておいて，聴診しなかった人にも所見について理解できるようにすれば，患者さんの状態について話し合うことができます．

所見の表記法は，決して複雑なものである必要はなく，心音と心雑音が胸部のどこで聴かれ，そのピッチと大きさの変化と，呼吸と体位の影響についての情報を伝えることができれば十分でしょう（表3）．

残念ながら，世界中に共通する一定の表記法があるわけではありませんが，上半身の図を描いて胸壁の場所を示し，音の大きさは縦線の長さにより，ピッチは縦線の密度で大まかに示すのが一般的です．図33はその一例です．この方法にこだわる必要はなく，施設内で統一した表記法を用いるほうがよいでしょう．また，心雑音の大きさの表現にLevine分類（表4）があります．

弱い雑音であるが，容易に聴こえる雑音であれば，LevineⅡ／Ⅵ，2／6の雑音などと記述します．しかし，各段階での分け方は診察者によって差異が生じ，ある人にとってⅠ度の雑音が，別の人にはⅡ度に記載されることもあります．

Levine分類にこだわるより，ピッチと大きさの変化，スリル（後述）の有無について正確な所見をとるほうが重要です．

表3　心雑音の表現方法

①強さ（大きさ）
②ピッチ（周波数）
③性質
④型
⑤聴取部位，最強点，放散方向
⑥運動，呼吸，体位による変化
⑦時相（心周期との関係）

表4　Levine分類

Ⅰ度：注意深く聴くことにより初めて聴取できる
Ⅱ度：弱い雑音であるが，容易に聴こえる
Ⅲ度：中等度の雑音
Ⅳ度：高度の雑音＊
Ⅴ度：著しく大きいが，聴診器を胸壁から離すと聴こえなくなる
Ⅵ度：聴診器を胸壁から離しても聴こえる

※高度の雑音：スリル（振戦）を触れるものをⅣ度とするという考え方がある

駆出性雑音，房室血流に伴う雑音および逆流性雑音

血流に圧較差が生じるのは，
①本来，血流が通る部位に狭窄がある場合
②正常でない方向に血流が出現した場合

とに分けられます．たとえば，大動脈弁狭窄症（AS）は大動脈弁口面積が小さいために血流が障害され，弁を境にして左室流出路と上向く大動脈とのあいだに圧較差が生じます．大動脈弁閉鎖不全症（AR）では大動脈から左室へと向かう，正常ではありえない逆流が出現するために雑音が生じます．

心室の収縮により，血液が大動脈，または肺動脈に駆出されるときに，流出路

に圧較差が生じて起こる雑音を駆出性雑音といい，正常でない方向への血流によるものは逆流性雑音とよびます．これを左心系について考えるために，**図16**(p.29)を参照してください．駆出性雑音，房室血流に伴う雑音および逆流性雑音の特徴を**表5**にまとめました．

表5　駆出性雑音，房室血流に伴う雑音，逆流性雑音の特徴

①駆出性雑音は，流出路の聴診部位において，ダイヤモンド型の高調性〜粗い雑音	②心房から心室への流入に伴う雑音は，心室聴診部位に拡張期の低調性雑音
③収縮期逆流性雑音は，心室聴診部位における高調性雑音	④拡張期逆流性雑音は，流出路において，漸減型の高調性雑音

1 駆出性雑音

　左室から大動脈へ血液が駆出されるためには，左室圧が大動脈圧より高くならなければなりません．駆出期は大動脈弁が開いてから閉じるまでのあいだです．左室の収縮が始まって僧帽弁が閉じても，左室圧が大動脈圧より高くなるまでは大動脈弁はまだ開きません．このあいだは僧帽弁，大動脈弁ともに閉じており，左室容積は変わりませんが，内圧が上昇している時期なので，等容収縮期とよばれています．

　つまり，駆出性雑音(図34)は僧帽弁の閉鎖によるⅠ音のあとに等容収縮期を経てから出現することになります．血液の駆出量は徐々に増え，通常，駆出期の中期に最も多くなり，その後は減少するので雑音の形状は漸増・漸減型(ダイヤモンド型)になります(p.43, 図33参照)．ピッチは，左室の収縮は強く，狭窄部での圧較差は大きく，高調性〜粗い雑音のことが多くなります．

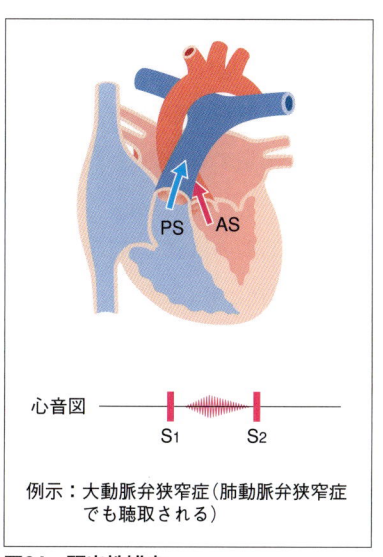

例示：大動脈弁狭窄症(肺動脈弁狭窄症でも聴取される)

図34　駆出性雑音

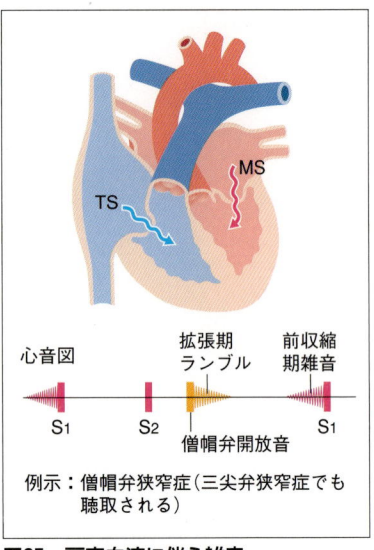

2 房室血流に伴う雑音

房室血流に伴う雑音(図35)は，拡張期の左房から左室への血流に圧較差が生じたときに出現します．僧帽弁狭窄症(MS)がその例です．

拡張期の左房から左室への血流は，心房や心室の収縮によるものではないので，圧較差は少なく，雑音のピッチは低調です．この拡張期の低調性雑音は，昔から雷が遠くで鳴るような音(遠雷様)とか，ランブル(rumble；ゴロゴロ音)と称されています．

聴診部位は，左室へ血液が流入するときに生じる雑音なので左室領域です．しかし，MSの拡張期雑音のうち，拡張末期に聴取される雑音は，洞調律が保たれている場合には拡張期の最後に心房が収縮し，左房に多く残った血液を心室に入れようとするために生じます．そのため，左房圧が上昇し，左室との圧較差が大きくなり，比較的高調な雑音を聴くことがあります．これは前収縮期雑音とよばれています．

図35 房室血流に伴う雑音

3 逆流性雑音

左心系における弁膜による逆流性雑音(図36)は，①左室→左房，②大動脈→左室の2種類があります．①は僧帽弁閉鎖不全症(MR)，②は大動脈弁閉鎖不全症(AR)です．MRは左室圧が左房圧より高くなれば逆流が生じるため，僧帽弁が閉じた直後から開くまで雑音が出現する可能性があります．

つまり，左室収縮期のほぼ全般にわたるため，全収縮期性雑音ともよばれています．左室と左房の圧較差は大きいので，雑音のピッチは高くなります(p.29，図16参照)．また，左房のコンプライアンスは高く，逆流があっても左房圧は通常上がらず，左室と左房の圧較差は収縮期全般にわたって存在します．そのため，逆流量の大きな変化はなく，雑音はプラトー型とよばれる長方形のような形状のことが多くみら

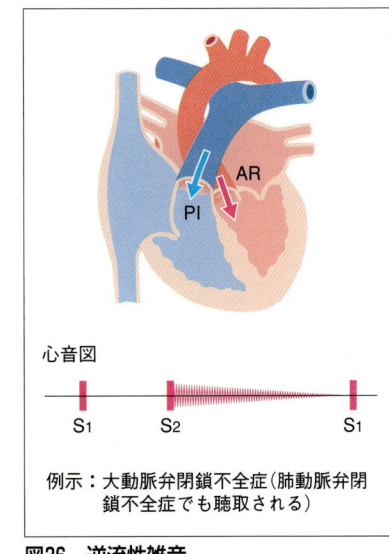

図36 逆流性雑音

れます.

しかし，僧帽弁逸脱症によるMRは，左室圧が上昇したときに僧帽弁が逸脱するため，収縮中期～後期に高調性雑音が聴かれます．聴診部位は，僧帽弁からの逆流なので，主に左室領域ですが，逆流血の方向により異なります．

ARは，大動脈圧が左室圧よりも高いあいだ，つまりⅡ音の直後から発生します．図16からわかるように，この圧較差は大きく，雑音のピッチは高くなります．また，逆流した血液により左室圧が上昇すると，それに伴い圧較差は減少していくため，雑音の形状は通常，漸減型となります．

大動脈弁からの逆流なので，聴診部位は左室流出路となります．右心系については述べませんでしたが，三尖弁閉鎖不全症，肺動脈弁閉鎖不全と狭窄症におけるエッセンスは左心系と同様です．

その他，心室中隔欠損症は，左室から右室への逆流性雑音が生じます．この雑音は，右室の聴診部位でよく聴こえ，ピッチは両心室の圧較差により異なります．

スリル(thrill)

音が出ているときのスピーカーに触れると振動を感じます．同様に，心雑音のエネルギーが大きいときには振動として触知できるようになります．スリルは振戦ともよばれ，触診できる雑音のことです．

スリルを触診するためには，胸壁に手掌をしっかり当てて，わずかな音の振動でもとらえるようにします(図37)．スリルが存在すれば，Levine 4／6以上の心雑音があり，スリルをみとめるほど大きな雑音は病的と考えることができます．収縮期にスリルを触れることがある疾患には，大動脈弁狭窄症，僧帽弁閉鎖不全症，心室中隔欠損症があり，拡張期に触れることがある疾患には，大動脈弁閉鎖不全症，僧帽弁狭窄症があります．

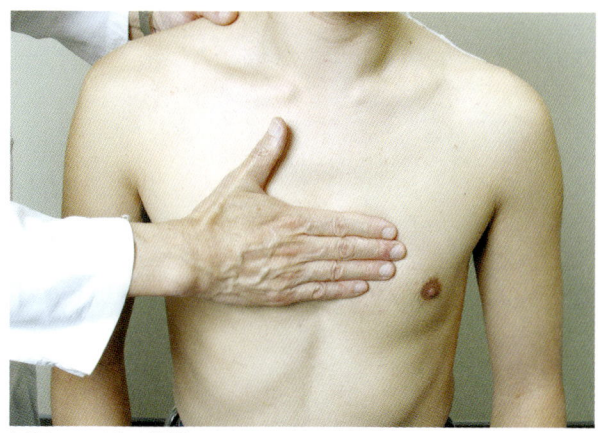

図37　スリルの触診

おわりに

　聴診器の基本的な使い方を中心として循環器疾患の身体所見の取り方について述べました．問診と身体所見をていねいにとることで，心臓の状態をかなりのところまで評価することが可能となります．また，所見の客観的な記載方法を理解し，実践できれば，他のスタッフとの情報伝達に役立ちます．

　ここでは心疾患の各論的なこまかな点にはふれませんでした．さらに成書や視聴覚教材をひもといていただきたいと思います．スキルを高めるために本稿がお役にたつことができれば，幸いです．

part

3

呼吸器系の
聴診技術
A to Z

呼吸器系の構造

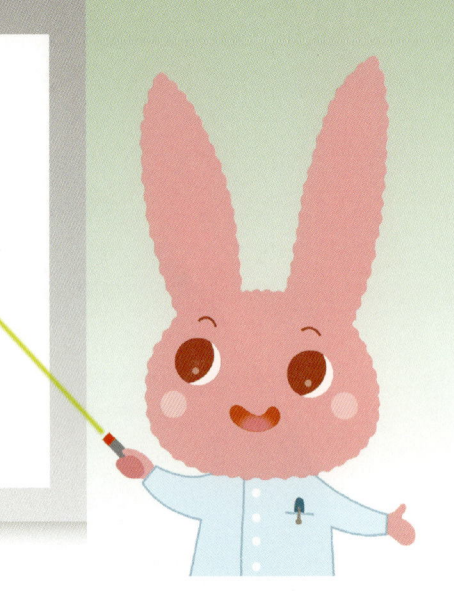

- 気道(鼻腔, 咽頭, 喉頭, 気管・気管支),
  肺(胸膜, 細気管支以下, 血管, 神経系)
  の構造・働きを理解しておこう

　呼吸器の聴診は，解剖学的部位を考えて左右対称に比較しながら行うことが基本です．一部位で2呼吸ずつ聴き，ふつうよりやや大きめの呼吸をしてもらうのがよいでしょう．音の高さ，長さ，大きさ，音色などから正常呼吸音を明確にとらえ，異常呼吸音に注意します．聴診を行うときには，できるだけ静かな環境で実施します．聴診器の正しい使用法を理解し，「聴く耳」を日ごろから訓練しておくことが重要です．

　呼吸器系は大気から空気を取り入れ，血中に酸素を取り込み(酸素化)，同時に血中の二酸化炭素を大気中に放出する換気運動を有効かつ適切に実現できるような構造となっています．基本的に，鼻腔，咽頭，喉頭，気管，気管支からなる気道とガス交換の場である肺とからなります(図1)．さらに呼吸運動(胸郭の拡大・縮小)を行うための呼吸筋(肋間筋，横隔膜など)も呼吸器系に含まれます．

　しかし，臨床上では鼻腔，咽頭，喉頭については耳鼻咽喉科の診療領域でもあり，呼吸器科はそれらを含むにせよ，主な診療領域は下気道，すなわち気管から末梢気道と肺，およびそれを包む胸膜(腔)ということになります．

気道

1 鼻腔(口腔)

　外鼻は鼻骨，鼻背軟骨，鼻翼軟骨，鼻中隔軟骨からなります．これらは上顎と前頭骨鼻に接しています．外鼻は外から見て鼻骨，鼻背，鼻翼，鼻尖の各部に分けられます．鼻中隔の前方は軟骨ですが，後方は篩骨と鋤骨からなっています．

　鼻の入口部は皮膚で鼻毛があります．鼻腔側壁には上中下の鼻甲介があり，また鼻腔粘膜には粘液腺があり，線毛上皮細胞に富んでいます．

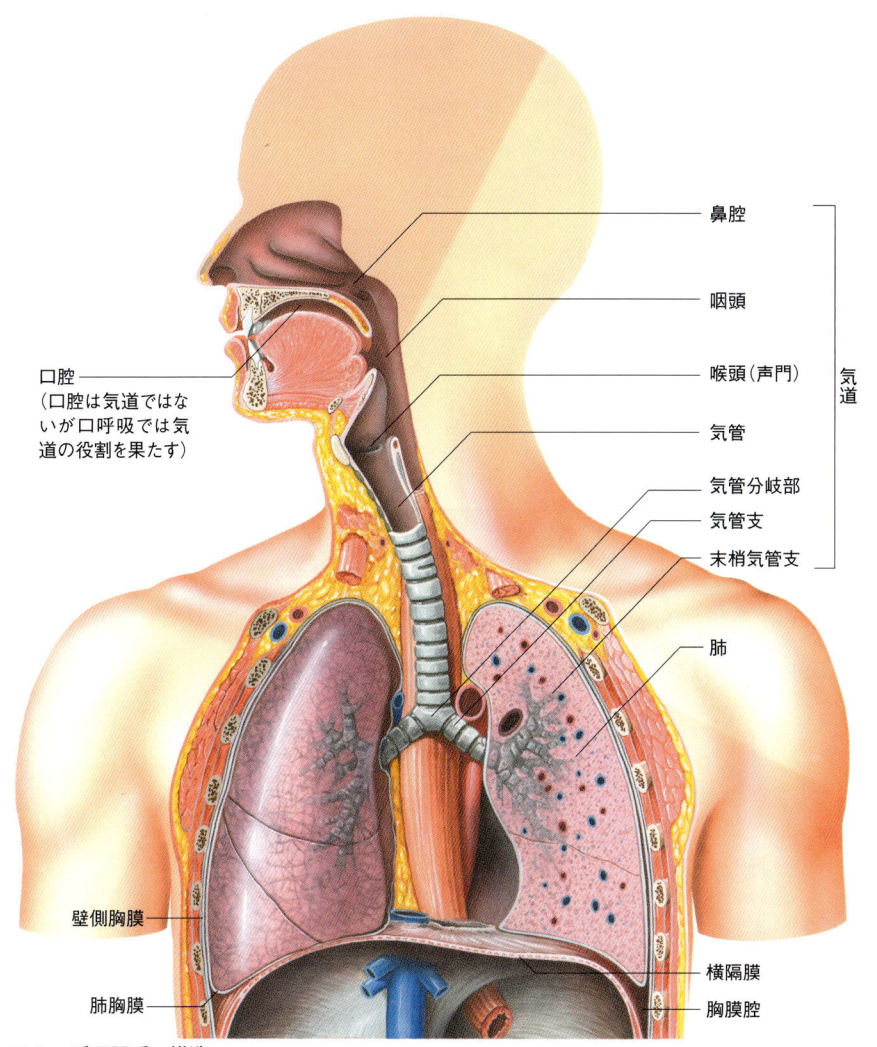

図1　呼吸器系の構造

　口腔は気道ではありませんが，鼻腔の障害時や鼻呼吸だけでは十分な酸素化が得られないときには，開口による口呼吸が行われます．この際には口腔は直接咽頭に大気を入れるので，気道の役割を果たします．また，口すぼめ呼吸は呼吸法上も重要です．

2　咽頭

　上端は鼻腔に，下端は喉頭・食道に接しており，鼻腔，口腔，左右中耳腔，喉頭，食道と連絡します．咽頭腔は上咽頭，中咽頭，下咽頭に分けられます．上咽頭には小児期には咽頭扁桃があります．
　中咽頭は気道と食道が交わるところです．嚥下に際して鼻腔との交通を閉じるため軟口蓋が挙上します．
　下咽頭の下から食道入口までの部分は，純粋に食物の通路です．

3 喉頭

　喉頭には喉頭蓋軟骨，甲状軟骨（喉頭前面を形成），輪状軟骨，披裂軟骨の4つの軟骨があり，この軟骨と舌骨および声帯などとのあいだの靱帯がこれらに付着しており，声門における発声および嚥下における喉頭の閉塞（気道の保護）などをつかさどっています．

4 気管・気管支

①左右の主気管支に分岐

　気管は喉頭につづく直径2〜3cm（内径1.5〜2.5cm），長さ約10cmの管で，第4〜5胸椎の高さで約60°の角度をもって左右の主気管支に分岐します（図2）．心臓はふつう，やや左に偏在しているので，左右の分岐角度は非対称的で，垂直線に対して右で約25°，左で約40°の角度をなしています．左のほうが水平に近く，また右に比較して左気管支は細く長くなっています．

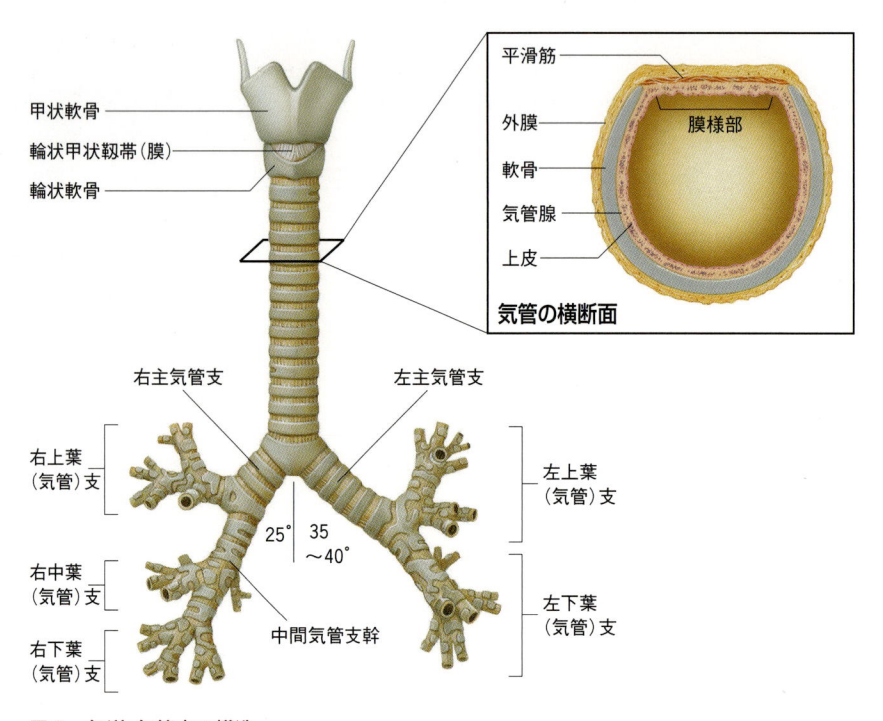

図2　気道・気管支の構造

②葉気管支，区域支，亜区域支

　その下方は右は上中下に，左は上下の葉気管支に分かれ，さらにまた右は10本，左は8本の区域支に分かれ，亜区域支に分岐しています（図3）．

③右主気管支

　右主気管支の長さは1〜2cmで，すぐ右上葉（気管）支と中間気管支幹（中幹）に

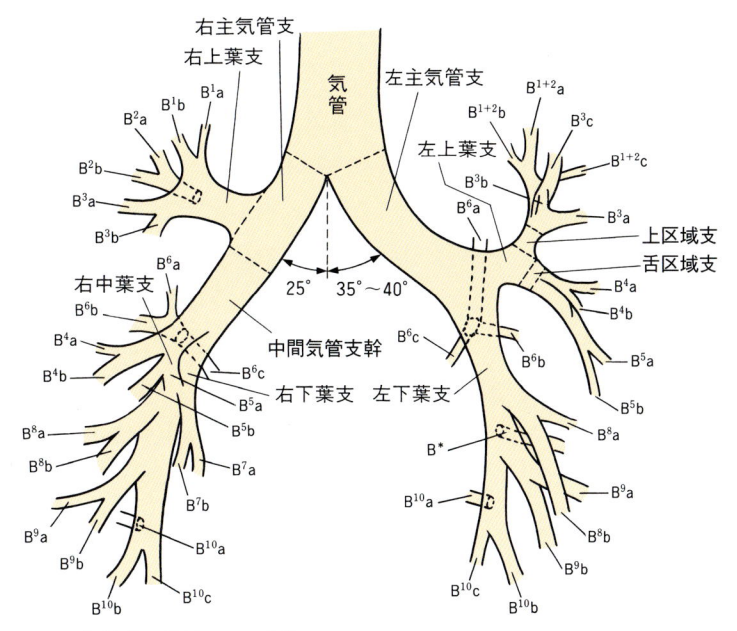

図3　気管支の分岐とその名称

分かれ，さらに長さ2～3cmの中幹は前方の中葉（気管）支と下方の下葉（気管）支に分岐します．

右上葉支は，主気管支に対して約90°の角度をもつ外側に分岐し，長さ1～2cmで3つの区域支に分かれます．中葉支は中幹から前下方やや外側に分岐し，約1cmで外側と内側に分岐し，さらに両者は末梢にそれぞれ分岐しています．

右下葉支は中幹の延長上にあり，背面縦隔側さらに前外側，後内側に分岐し，さらに末梢に向かってこまかく分岐しています．

④**左主気管支**

左主気管支は長さ4～5cmで右主気管支よりやや長く，上方かやや上方に向かう上葉支と下葉支に分岐しています．上葉支は1cm前後で肺尖に向かう上区域支と前下方に向かう舌区域支に分かれます．上区支は肺尖に向かい，前方にも分岐しています．舌区域支は左上葉支から前下方に分岐し，さらに上外方と下内方に分かれます．

⑤**気管および気管支軟骨**

気管は15～20個，右主気管支は6～8個，左主気管支は8～12個のそれぞれ馬蹄型の軟骨に取り囲まれており，後面には軟骨はなく，若干の平滑筋がみられる膜様部となっています（図2参照）．これは呼吸運動における気管，気管支の内腔の拡大・縮小に不可欠な構造です．

さらに，気管および気管支軟骨は弾性線維に富む輪状靭帯によって結合されています．これは吸気・呼気時の圧力差による気道の圧迫性閉塞を防ぐ重要な役目をなしています．組織学的構造をみると，内腔側には腺細胞を交える多列線毛円柱

上皮があり，この線毛が口腔側に向かって異物を送る運動をしています．

また，上皮下には基底膜があり，その下に多量の弾力線維を含み，この固有層に気管腺または気管支腺とよばれる混合腺が存在しています．

⑥肺内気管支〜終末気管支

右中葉支および肺内気管支では馬蹄形を示す軟骨輪は消失し，小さな軟骨が不規則な枝状となり，飛び石状に並んでいます．このような軟骨は直径1mmの気管支にまで不規則ながら存在します．

これは，呼気・吸気時の圧力差に由来する，拡大と閉塞から気管支内腔を一定に保つのに重要な構造です．

気管から数えて約15回の分岐を繰り返し，終末気管支に至り，終末気管支では気管支腺と軟骨はなくなり，粘膜上皮も単層円柱上皮となります(図4)．

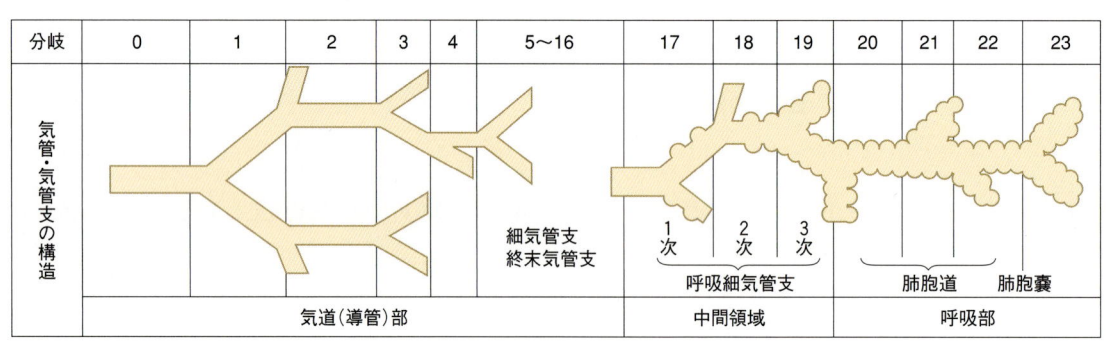

図4　気道・肺胞の構造

気管から始まって，約15〜16回分岐して呼吸細気管支に達し，約21回分岐して肺胞に達する．末梢にいくにつれて気管支軟骨がなくなり，線毛上皮も減って，平滑筋もまばらとなる

肺

肺は両側の気管支樹を包んで左右に存在し，胸腔の大部分を占めています．それぞれほぼ円柱形の臓器で，スポンジ様の弾力性をもっています．上端の尖った部分を肺尖，下端の横隔膜に面した部分を肺底部とよび，気管支や肺動脈が出入りする内側中央部を肺門とよびます．

肺尖は鎖骨より上方にあり，肺底部は胸郭の下端には届かず，前面は第7肋骨，後面では第10肋骨の高さで終わっています．もちろん，これらの位置は吸気・呼気，とくに深呼吸によって大きく移動します．

右肺は上中下の3葉に分かれています．上葉と中葉の境に水平裂があり，上・中葉と下葉との境には斜裂があります．左肺は上下2葉からなり，両者のあいだに斜裂があります．

1　胸膜

胸膜は，膠原線維と弾力線維の層を中皮細胞が覆った漿膜で，胸壁側のものを壁側胸膜，肺側のものを肺胸膜とよびます．両者は連続しており，肺門部で折り返しています．

壁側および肺側の胸膜によって閉塞腔である胸膜腔が形成されています．通常，腔内には少量の胸水があり，胸膜腔の呼吸運動による移動を円滑に保っています．

2 肺の細部構造

肺の最小構成単位は細葉とよばれています．一本の終末細気管支とその末端に直径2～3mmの肺胞部をもっています（**図5**）．肺胞は，薄い上皮とその下の固有層にあたるわずかな結合組織からなる，半球状の袋です．

隣接する肺胞は結合組織をもって密着しています．その部分を肺胞中隔とよんでいます．肺胞中隔の結合組織には密な毛細管網があり，主に肺動脈からの静脈血が流入し，酸素化されていきます．肺胞上皮細胞にはⅠ型肺胞上皮とⅡ型肺胞上皮とがあり，Ⅰ型はガス交換能を有しています．また，Ⅱ型肺胞上皮の主な役割は肺胞の膨らみを保つ表面活性物質の産生と分泌です．

肺の実質とはガス交換の行われる部位をいいます．それを気腔といい，呼吸細気管支内腔，肺胞嚢および肺胞腔をさしていますが，狭義には一つひとつの肺胞腔のみをさします．

間質とは，肺胞の基底膜と毛細血管内皮細胞とで分けられた粗い結合組織からなる部分をさします．しかし広義には肺動脈，肺静脈，気管支動脈などの周囲，肺動脈の下層，小葉間結合組織なども含まれます．

これらは，肺炎において実質性肺炎と間質性肺炎とを区別するうえで，重要な構造です．

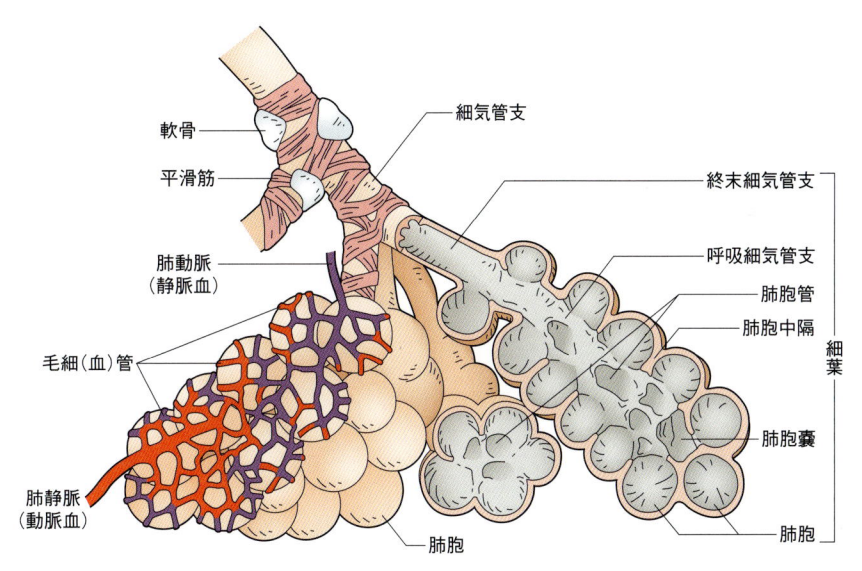

図5 細気管支以下の構造

3 肺の血管

肺の血管には，ガス交換に携わる小循環系と気管支や肺の栄養に携わる大循環系があります．

大循環系の血管は気管支動脈とよばれ，大動脈が左主気管支と交差する高さで1～2本の枝として分岐し，気管支の外膜に沿って各気管支の末梢までを栄養しています．

小循環系は，肺動脈と肺静脈に区別されます．肺動脈は右室の動脈円錐から出て肺動脈幹となり，後方に向かって走り，第4胸椎の高さで左主気管支の前方で左右肺動脈に分岐します．

その後，それぞれ気管支に沿って分岐して末梢気管支に至っています．肺静脈は気管支，肺胞の領域の血液を集めて後方に合流し，右肺静脈，左肺静脈となって左房に還流します(図6)．

肺のリンパ流は胸膜表面から肺門に向かうものと気管支および肺動・静脈の壁に沿って肺門に向かうものの2種類があり，いずれも肺門のリンパ節に集まり縦隔に入って上行します．

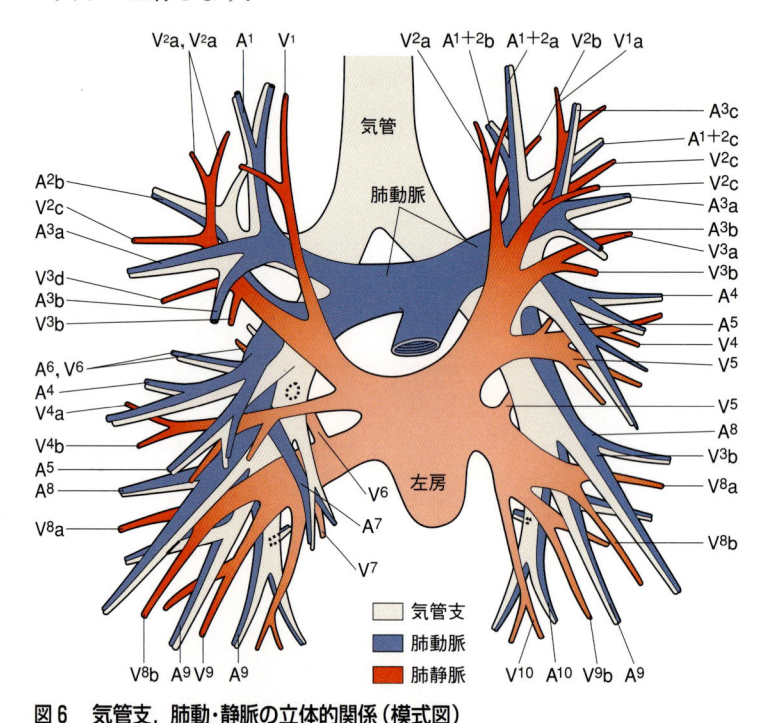

図6　気管支，肺動・静脈の立体的関係(模式図)

4 神経系

肺の神経系は迷走神経，横隔神経および交感神経の3系統から神経支配を受けています．これらの神経線維は，肺門部の前後で前肺神経叢と後肺神経叢を形成し，複雑にからみあいながら運動，知覚のほか自律神経機能を調節しています．

呼吸器系の機能

- 呼吸機能の過程（換気，拡散，血流）を理解しておこう
- 防御機能（物理的，化学的，免疫学的）を理解しておこう

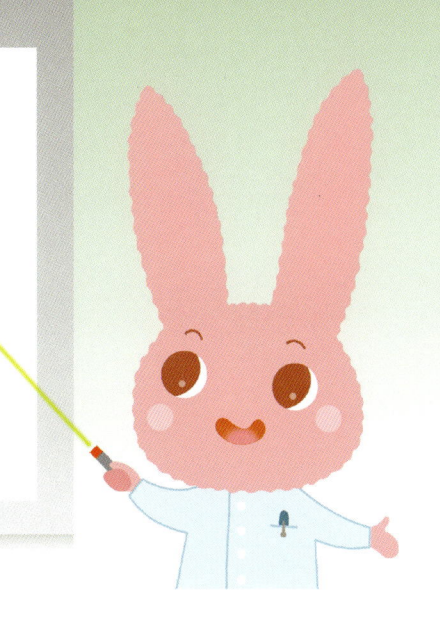

呼吸機能

呼吸器系の機能の中心は，呼吸機能すなわちガス交換機能ですが，外界と直接接しているため，防御機能をもち，さらに代謝機能もあります．

呼吸機能，すなわちガス交換機能は肺における酸素と二酸化炭素との交換ですが，これは体内組織での栄養素燃焼によるエネルギー産生過程における酸素消費と二酸化炭素生産を反映しています．肺におけるガス交換の過程は一般に換気，拡散，血流の三大要素に分けられます（図7）．

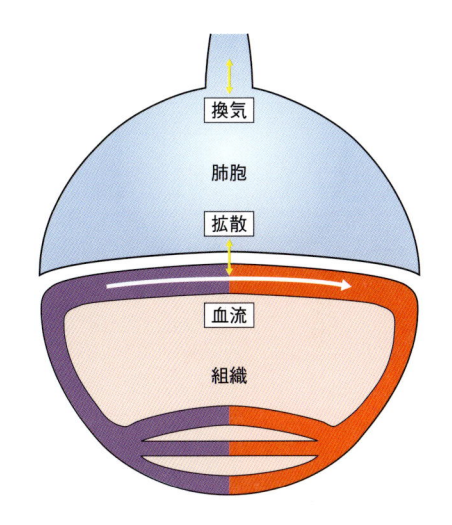

図7　呼吸機能の三大要素

1 換気

①肺胞での換気量

換気とは肺（気道を含む）に出入りするガス（空気）の動きをいいます．健康成人での安静時の1回の換気量はおおよそ500mLで，同量を吸入・呼出しています．換気数（呼吸数）は1分間に12〜16回です．仮に12回とすると，1分間の換気量は500mL×12＝6000mLすなわち6Lです．

6Lの空気が肺胞に出入りしているようでも，実際には吸った空気全部が肺に達するのではなく，鼻腔から肺胞に至る手前の末梢気管までは直接ガス交換に関与しないので，解剖学的死腔とよばれます．死腔量は成人では150mLありますので，（500mL−150mL）×12＝4200mLが肺胞での1分間の換気量（肺胞換気量＝有効換気量）となります．

吸ったり吐いたりの呼吸音を聴診器で確かめながら，約500mLの空気が出入りすること，そして肺胞に達してガス交換できるのは死腔量を減じた量だけであること，などを知っておきたいものです．

もし1回換気量が少なく，250mLとすると，24回換気しても肺胞での換気量は2400mLにしかなりません（図8）．一方，気管切開をしていたとすると死腔量が少なくなり，その分，肺胞での換気量は増加します．

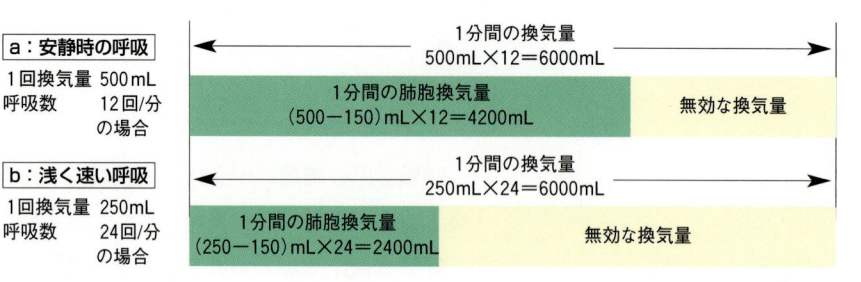

図8　換気のしくみ　　aとbでは見かけ上の換気量は同一であるが，肺胞換気量は著しく異なる

②肺活量

換気は胸郭の伸縮運動によって可能となります．肋間筋，横隔膜などの呼吸筋が緊張すると胸郭の容積が広がります．すると胸腔内の陰圧が強まり，気道から肺内に空気が流入します．これが吸気のメカニズムです．

次に，呼吸筋が弛緩すると胸腔内の陰圧が弱くなり，肺は自己の収縮力によってある程度縮まり，肺内のガスは呼出されます（図9）．呼吸筋を最大に収縮させ

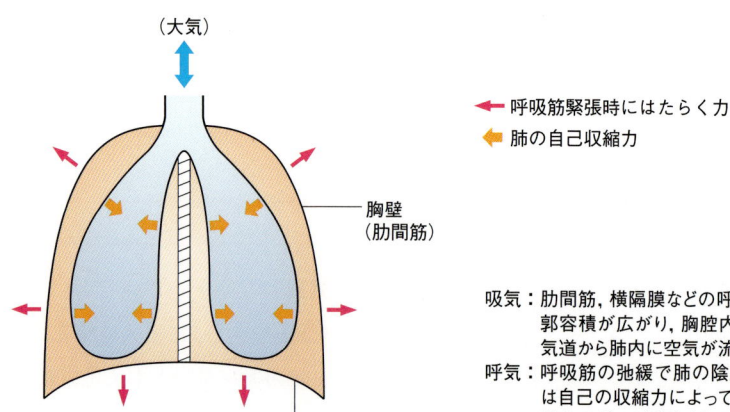

図9　肺胞換気量と呼吸状態による変化

吸気：肋間筋，横隔膜などの呼吸筋の緊張で胸郭容積が広がり，胸腔内の陰圧が強まり気道から肺内に空気が流入する
呼気：呼吸筋の弛緩で肺の陰圧が弱くなり，肺は自己の収縮力によってある程度縮まり，肺内のガスが呼出される

ると，その人に応じた最大吸気量が得られます．

呼吸筋を弛緩させるばかりでなく，呼気に関与する筋群(内肋間筋や腹筋など)を最大に収縮させると最大の呼出量が得られます．最大の吸気位から最大の呼気位までの気量を，その人の肺活量といいます．

③ 1秒率（$FEV_{1.0}\%$）

肺活量に時間的因子を加味し，最大吸気位から一気に呼出させると努力呼気肺活量が得られます．その際の全量に対して1秒間にどの程度まで呼出できたかを測った値が1秒量（$FEV_{1.0}$）で，その全量に対する％を1秒率（$FEV_{1.0}\%$）といいます．これは気道の抵抗(粘性抵抗)を評価しうるもので，呼出するのにどの程度抵抗がかかっているか，すなわち気道の閉塞性障害の評価を数値として表すことになります．

この傾向は胸部の努力呼気の聴診でもある程度わかり，聴診の所見としても重要です（**図10**，**図11**）．

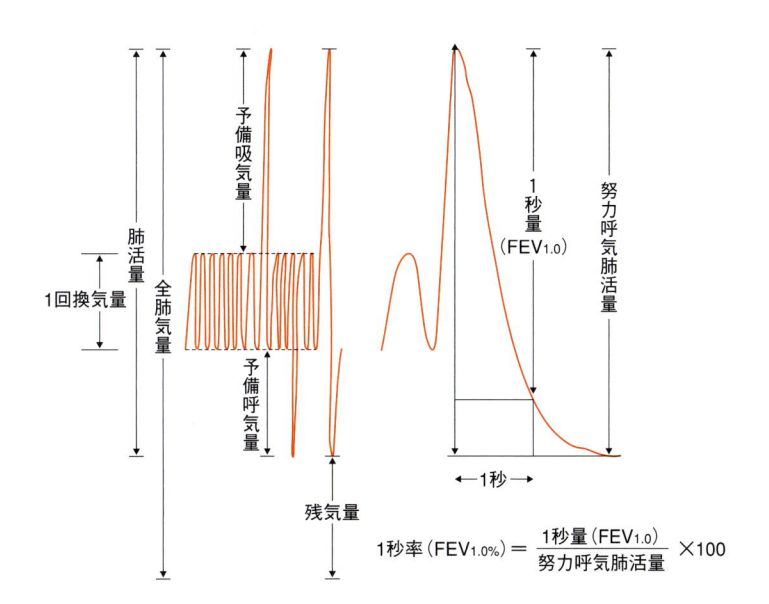

図10　肺機能検査と肺気量および1秒率

$$1秒率(FEV_{1.0}\%) = \frac{1秒量(FEV_{1.0})}{努力呼気肺活量} \times 100$$

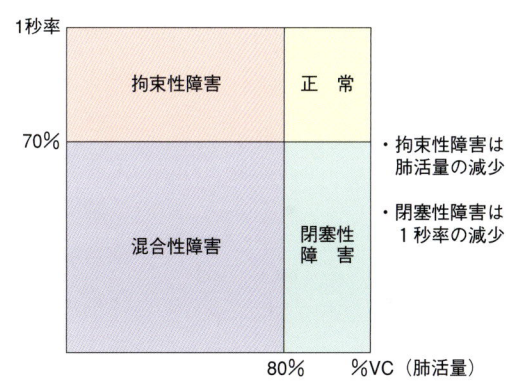

図11　換気障害の関係図

・拘束性障害は肺活量の減少
・閉塞性障害は1秒率の減少

2　拡散

肺胞と肺胞毛細管とのあいだで行われる酸素と二酸化炭素の交換は換気によるものではなく，拡散という現象によるものです．

肺動脈から肺胞毛細管に入った血液は，約0.75秒で毛細管を離れていきます．このあいだに肺胞内酸素分圧（P_AO_2）と毛細管内の血液の酸素分圧は平衡に達します．一方で，肺動脈内の混合静脈血二酸化炭素分圧（$P\bar{v}CO_2$）は，逆に低い肺胞内二酸化炭素分圧（P_ACO_2）と平衡に達します（**図12**）．

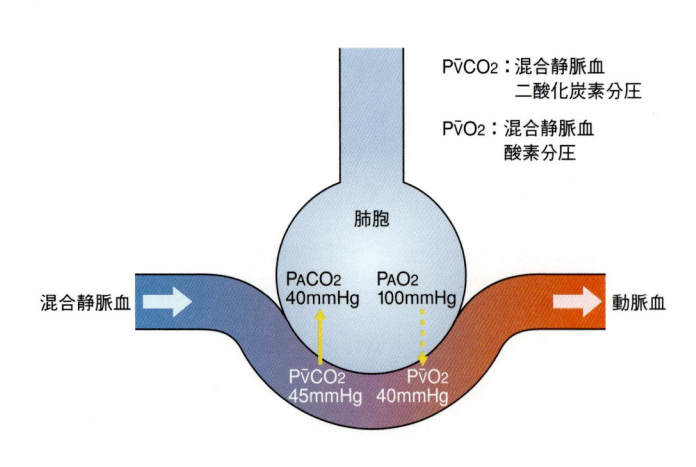

図12 肺胞と血液とのガス分圧差（肺内ガス交換）

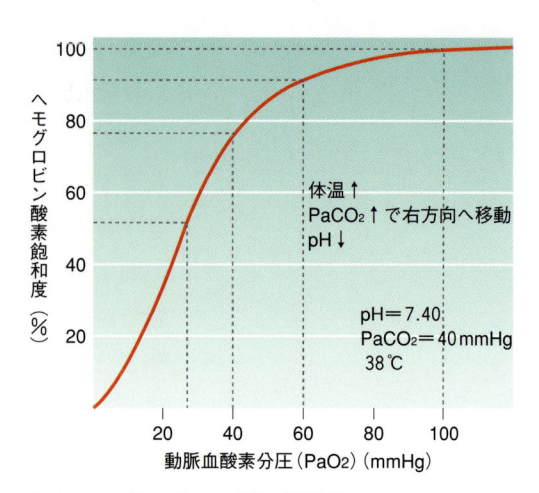

図13 ヘモグロビンの酸素解離曲線

3 血流

拡散により肺胞から血中に取り込まれた酸素はヘモグロビンと結合した結合酸素と，ただ溶解しただけの遊離酸素に分けられますが，大部分は結合酸素です．

①ヘモグロビン酸素解離曲線

結合酸素はヘモグロビンと化学的に結合したものです．1gのヘモグロビンは，最大で1.39mLの酸素と結合することができます．健常者では100mLの血液中に15gのヘモグロビンがありますので，最大$1.39 \times 15 = 21$（mL）の酸素を運ぶことができることになります．

動脈血の酸素分圧とヘモグロビンの酸素飽和度（SaO_2）との関係はヘモグロビン酸素解離曲線で示されます（図13）．この曲線は，体温上昇や動脈血二酸化炭素分圧（$PaCO_2$）の上昇やpHの低下などでは右方に移動して組織の酸素化に適応します．

②二酸化炭素の運搬

二酸化炭素の運搬は，酸素の運搬とは逆コースをたどります．末梢組織の代謝で生産された二酸化炭素は，分圧差によって血中に移動します．二酸化炭素の一部は血漿に溶解し，その大部分は赤血球内に移行します．そして，重炭酸化するか，肺胞において低い肺胞内二酸化炭素分圧とのあいだでの拡散によって，肺胞内に運搬されます．その後，気道に移行し，大気に排出されます．

防御機能

1 物理的防御機能

鼻毛，鼻腔の構造，鼻腔分泌物，線毛上皮などはそれぞれ防御機能をもちますが，粘膜の直接刺激によるくしゃみ，咳嗽などは直接に表現される物理的防御機能です．

肺胞においても，肺胞マクロファージが異物粒子の貪食・消化を行います．肺胞マクロファージはさらに，気道の線毛系や肺胞中隔から間質に入り，リンパ系にのって血中に移行しています．

2 化学的防御機能

気道の粘液にはリゾチーム，抗ウイルス作用をもつインターフェロン，αアンチトリプシン，プロスタグランジン系物質などがあって，物理的・免疫学的防御機能とも密接に関係します．

3 免疫学的防御機能

まず，鼻腔から肺胞までの広範囲にリンパ組織が分布しています．物理的・化学的防御機能で排除しきれなかった抗原物質は，このリンパ組織のリンパ球，マクロファージを介した免疫グロブリンあるいは細胞性免疫によって処理されます．

さらに，肺胞マクロファージは抗原を処理したリンパ球性免疫や細胞性免疫そのものに影響を与えています．

呼吸音の聴診

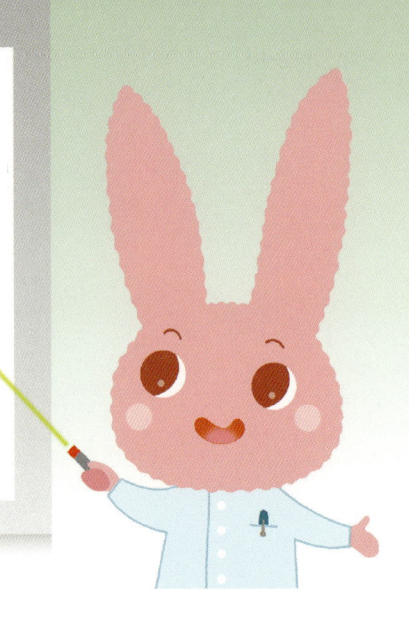

- 気管呼吸音と肺胞呼吸音，気管支呼吸音と気管支肺胞呼吸音を実際に聴いて性状の差を確認しよう

呼吸運動

　前述したように，胸郭の拡大と縮小による胸腔内の内圧差によって，拡大時には陰圧を生じ，大気から空気が気道（鼻腔，咽頭，喉頭，気管，気管支）に吸い込まれ（吸気），縮小時には肺から気道に対して空気が排出されていきます（呼気）．呼吸は，吸息・呼息とするのが正当ですが，一般に吸気・呼気が通用しているので，それにしたがっておきます．

　胸郭腔は，吸気時には拡大しますが，それは肋間腔の拡大と，緊張による横隔膜の低下によるものです．このとき外肋間筋と横隔膜筋は収縮します．反対に呼気は両筋群の弛緩によるものです（図14）．

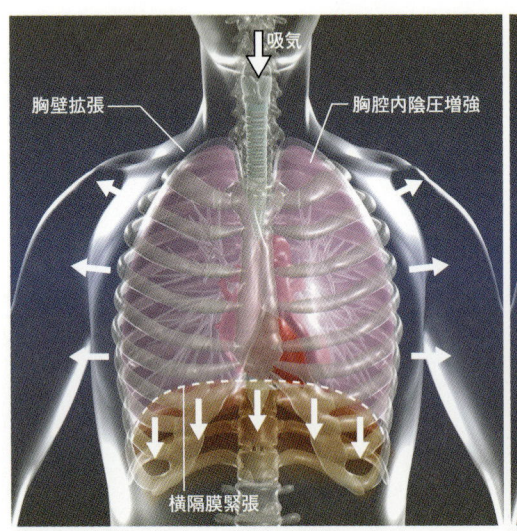

吸気時：肋間腔が拡大し，横隔膜が緊張して低下
外肋間筋と横隔膜筋が収縮

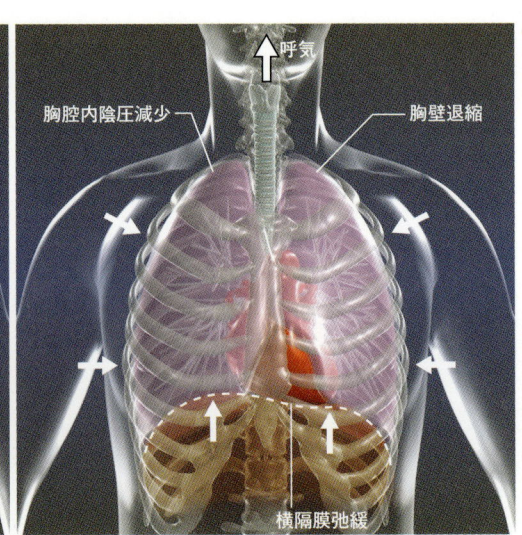

呼気時：両筋群の弛緩

図14　換気のしくみ

このような呼吸運動は，ふつうは自覚されることなく呼吸中枢の支配下で行われています．

さまざまな呼吸音

吸気と呼気は，ともに物理学的には空気の流れであり，しかも気道の内腔という障害物の抵抗を受けています．そこで当然ながら，内腔の空気の多様な乱流による振動が発生します．

気道から肺に流入・排出する空気の流れによる振動（呼吸音）を外から聴診器を通してとらえ，その性質と変化などを評価するのが呼吸音の聴診です．

肺の聴診の際には，ベル型よりダイヤフラム型聴診器のほうが音をとらえやすいです．一般に呼吸音は，小児より成人のほうが大きいが，小児のほうが鋭く聴こえます．また，肥満した成人よりやせた成人のほうが聴きやすい傾向があります．

さらに，呼吸運動を大きくする，つまり深呼吸をしたほうが音も大きくなり，聴きやすくなります．

1 気管呼吸音と肺胞呼吸音

呼吸音は大きく2種類に分けてとらえておくとよいでしょう．1つは気管の走っている部位に聴診器を当てて聴かれる気管呼吸音（100〜300Hz）です．吸気と呼気の大きさと長さがほぼ同一か（1：1），呼気のほうがすこし大きくなります．

強い「ヒューヒュー」といった音で，呼気と吸気の間にすこしの休息期があります．

もう1つは，胸壁内の肺の占める部位（肺野）に聴診器を当てて呼吸してもらうと聴くことができる，林に風が当たるような「サー」といった音です．これは吸気時にははっきりと，また長く聴かれますが，呼気時に聴かれるのは，その1/3ぐらいです（3：1）．これを肺胞呼吸音といいます．気管呼吸音に比べると，きわめて弱い音（100Hz程度）です．

吸気時にはっきりと聴かれるのは，空気のうずまきの流れが気管からだんだん狭い気管支に広がって，多数の細い気管支に至る空気の乱流による振動音の総和だからです．

呼気が聴きにくいのは，吸気と反対に気管支の末梢から中枢の太い気管支方向に空気が流れるので抵抗が少なくなることや，呼気では筋の弛緩がゆるやかに行われることなどが影響しています．

努力して呼気してもらうと，呼気時肺胞呼吸音もかなり聴きやすくなります．

2 気管支呼吸音と気管支肺胞呼吸音

気管部を離れて胸部の胸骨上部の両縁では気管呼吸音よりは弱いが，肺胞呼吸音よりも強い呼吸音が聴かれます．これを気管支呼吸音といいます．

さらに鎖骨窩や胸骨脇の鎖骨下では，気管支呼吸音より弱い，呼気がやや長い呼吸音が聴かれます．これを気管支肺胞呼吸音といいます．気管支肺胞呼吸音は，気管呼吸音や肺胞呼吸音などとの明らかな差をつかんでおけば，その中間に位置する呼吸音として把握できるでしょう（図15，図16）．

*

呼吸音は，ほぼ左右均等同様に聴かれるので，両側の呼吸音を左右対称に聞く必要があります．しかし，左の心臓の付近では心音が強勢となり，呼吸音は聴きにくくなります．そこで左側は心臓付近を避け，脇の肺野での肺胞音を聞くことになります．肺胞呼吸音は肥満者とやせた人では大きな差があり，肥満者では聴きにくいので，聴診時に大きな呼吸をしてもらう必要があります．

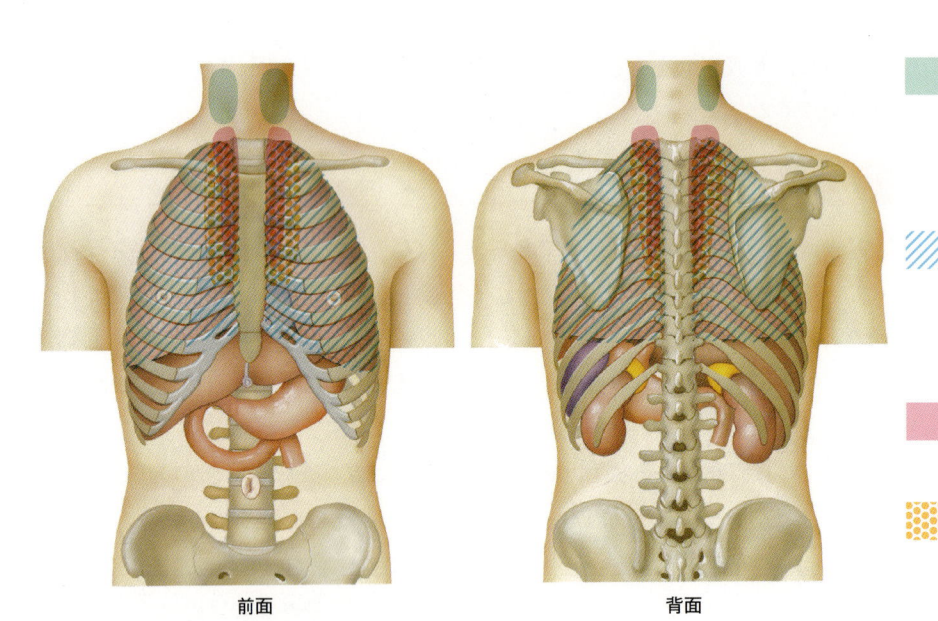

図15　正常な呼吸音の種類と聴診部位

気管呼吸音：気管の走っている部位で聴かれる．吸気と呼気の大きさと長さがほぼ同一か呼気のほうがすこし大きい．強い「ヒューヒュー」といった音で，呼気と吸気のあいだにすこしの休息期がある

肺胞呼吸音：呼吸時に肺野で聴くことができる．林に風が当たるような「サー」といった音で，吸気時にははっきりと，また長く聴かれるが，呼気時には，その1/3ぐらいになる．気管呼吸音に比べると，きわめて弱い

気管支呼吸音：気管部を離れて胸部の胸骨上部の両縁で，気管呼吸音よりは弱いが，肺胞呼吸音よりも強く聴かれる

気管支肺胞呼吸音：鎖骨窩や胸骨脇の鎖骨下で，呼気がやや長い呼吸音が聴かれる．気管呼吸音と肺胞呼吸音の中間に位置する呼吸音として把握する

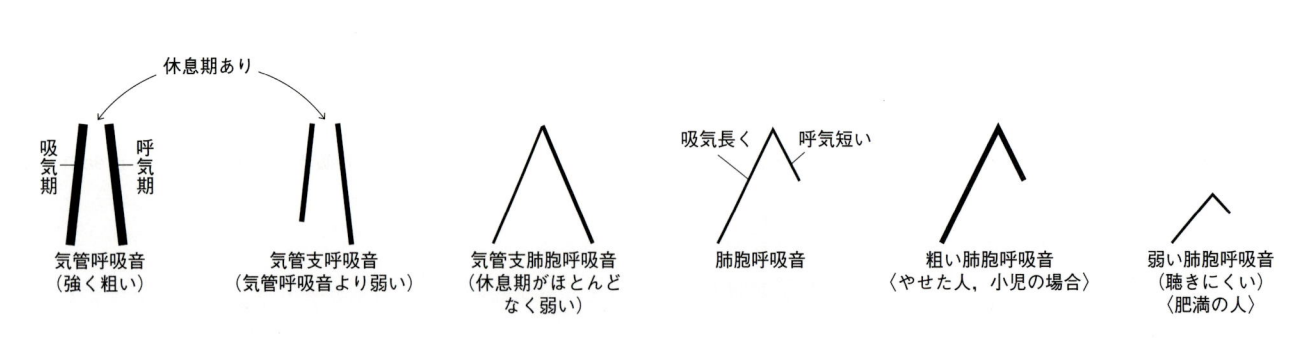

図16　正常な呼吸音の聴診部位による性状の差（吸気期・呼気期を線で表した場合の図で，線の太さ・細さは，呼吸音の強さ・弱さを意味する）

気管呼吸音（強く粗い）／気管支呼吸音（気管呼吸音より弱い）／気管支肺胞呼吸音（休息期がほとんどなく弱い）／肺胞呼吸音／粗い肺胞呼吸音〈やせた人，小児の場合〉／弱い肺胞呼吸音（聴きにくい）〈肥満の人〉

異常呼吸音と副雑音

- 異常呼吸音の原因を理解しよう
- 副雑音の種類と発生機序を理解しよう
  気管壁にある異物の凹凸により発する連続性副雑音
  気管支内腔壁に付着している液状物により発する断続性副雑音
  胸膜摩擦音などの副雑音

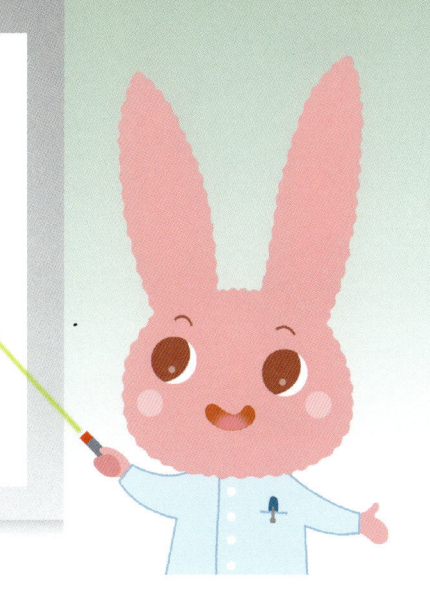

呼吸音の異常

呼吸音が聴取しにくくなったり，消失したりした場合は，気管や気管支に強い閉塞がある場合もありますが，胸膜腔の液体（胸水）で呼吸音が胸壁に伝わりにくいためである場合もあります．これらを呼吸音減弱といいます．

気管や気管支内腔に分泌物（痰）や異物あるいは変形狭窄があると，異常な呼吸音を発することがあります（表1）．これらの異常な呼吸音とその原因をあげておきます．

表1　異常呼吸音とその原因

1）呼吸音減弱・消失
　①高度の肥満
　②完全な気道閉塞
　③肺摘出術後
　④気管チューブ（不全）
　⑤胸水
　⑥高度気胸
　⑦無気肺（広範囲），荒蕪肺（陳旧性肺結核などによる）

2）気管支呼吸音（肺尖部，胸骨上部左右両縁では正常でも聴こえるが，その他の部位，肺胞呼吸音の聴かれる部位で聴ける場合は異常呼吸音となる）
　①無気肺（気管支呼吸音がそのまま肺野に響く）
　②肺腫瘍による閉塞（小さな腫瘍の場合）
　③肺炎（肺炎で肺胞内が細胞成分で占められると気管-気管支呼吸音が胸壁に伝導しやすくなる）
　④肺梗塞（③と同じメカニズム）
　⑤胸水の上位部，周辺

3）異常な部位（肺野）における気管支肺胞呼吸音（肺胞呼吸音の聴かれる部位であるのに）
　①肺炎の初期
　②小さな肺腫瘍
　③肺浮腫
　④部位的無気肺

4）断続性呼吸音＝cogwheel breath sounds（吸気時に気管支，肺に至る空気の流入が均等でないため）
　①健常者でも小児，若年者に聴かれることがある
　②胸膜癒着（病的に吸気流入が左右両側で均等ではないため）

5）喘息様呼吸音 asthmatic breath sounds（呼気が長く，ゼーゼー音が混じる）
　①喘息
　②気管支炎
　③肺気腫（とくに運動時）
　④細気管支炎

6）空きびん音性呼吸音 amphoric breath sounds（空きびんに口をすぼめて息を吹いたときの音に似ている）
　①硬化壁の空洞がある場合（古い肺結核）
　②緊張性の開放性気胸

7）空洞性呼吸音 cavernous breath sounds（気管，気管支の呼吸音がそのまま響いて胸壁に伝わる）
　①非硬化壁空洞
　②開放性気胸

8）変態性呼吸音 metamorphosing breath sounds（閉塞した気管支が急に開く場合）
　①異物，腫瘍，分泌物など

呼吸器系の聴診技術

副雑音

副雑音は，看護界では肺雑とよぶこともありますが，医学界ではしばしばラ音とよんできました．ただ，肺雑にしてもラ音にしても正確な用語ではないので，少なくとも基本的な肺の副雑音の種類と性質とは整理しておくべきです(図17)．

副雑音は，肺性副雑音と非肺性副雑音のおおよそ2つに分けられます．肺性副雑音は，さらに連続性副雑音と非連続性(断続性)副雑音に分けられます(表2)．連続性副雑音は，以前は乾性ラ音とよばれており，断続性副雑音は湿性ラ音とよばれていました．

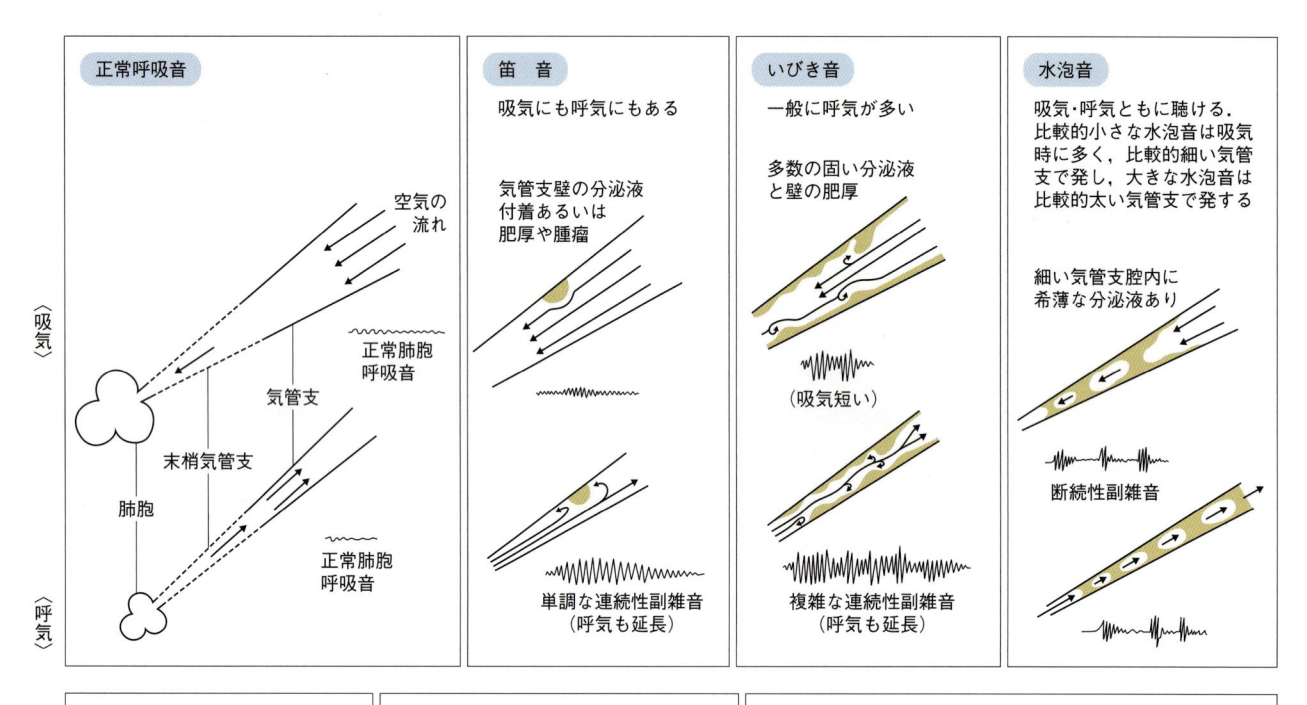

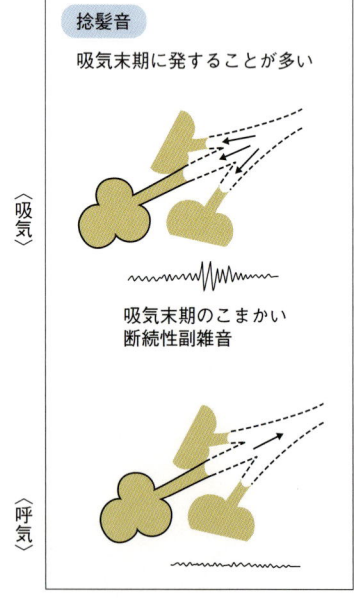

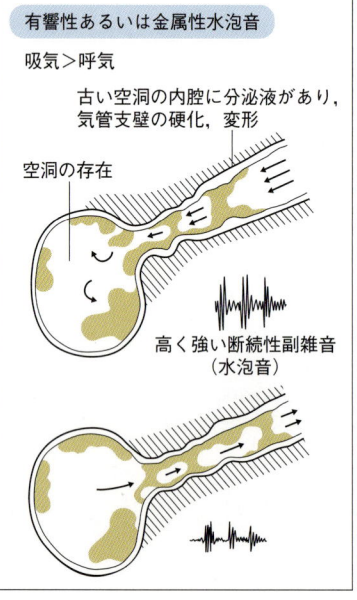

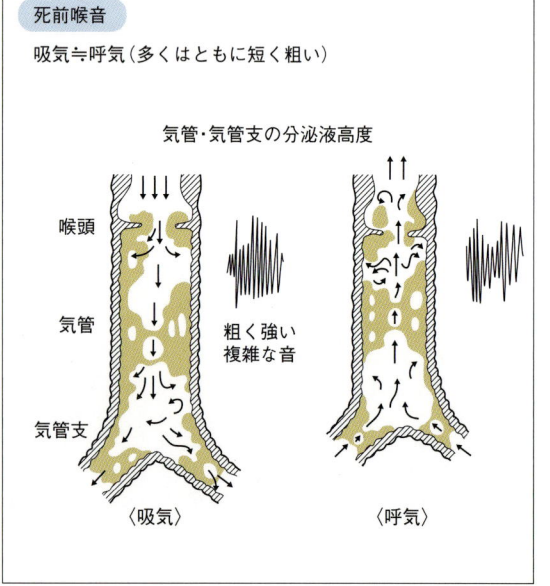

図17 副雑音の発生機序

表2 副雑音 (advention sounds)

1) 肺性副雑音 (pulmonic advention sounds)
   ① 連続性副雑音 (continuous advention sounds＝wheeze)
   ・笛音；ピー音 (piping), きしみ音 (squeaking)
   ・いびき音；ガー音, ビー音 (snoring)
   ② 断続性副雑音 (discontinuous advention sounds＝crackel)
   ・水泡音 (coarse crackel)
   ・捻髪音 (fine crackel, crepitus)

2) 非肺性副雑音 (non-pulmonic advention sounds)
   ① 胸膜摩擦音 (pleural friction rub)
   ② 皮下捻髪音 (subcutaneous crepitus)
   ③ 振盪音 (succession splash)
   ④ 骨軋音 (bone crepitus)
   ⑤ 収縮期摩擦音 (systolic pop)

肺性副雑音

1 連続性副雑音

　管楽器の発する音の性質をもっています．気管や気管支という管を通る空気が，管の壁に異物で凹凸ができているために異常な空気の流れとなり，気管支壁に共鳴して発するピーとビーという連続した音（400〜600Hz）です．

　このうちピー音を笛（声）音とよび，ビーとかガーという音はいびき音（類鼾音）とよばれています．ピー音が，1つの痰のために発しているとすれば，そのピー音は咳ばらいをすると消失します．しかし，気管支壁の変形や腫瘍のために発生している場合には，ピー音は消えません．

　ビー音，すなわちいびき音は，気管支内の広い範囲に分泌液があったり気管壁粘膜の腫瘍が広い範囲にわたっているようなときに，複雑な連続性の管性楽器の合成音を生ずると考えてよいでしょう．

　きしみ音は，キューといったきしむような音で，いびき音に混ざって聴かれることがあります．これは気管支喘息や慢性気管支炎などの痰の多い患者で聴かれます．

2 断続性副雑音

　呼吸によって空気が流れる際，泡がはじけるような破裂音が聴かれることがあります．気管支内腔壁に付着している液状物が原因と考えられています．「ブツブツ」，「プップッ」，「ピチピチピチ」などと，断続的な泡がはじけるような音です．そのうち，比較的太い気管支から生じる音は，「ブツブッ」，「プップッ」といったもので，水泡音とよばれています．

　「ピチピチピチ」といった小さな断続音は，末梢気管支から肺胞腔内に液状物などが満ちているところに空気が入り込むために発する共鳴音と考えられています（肺炎の初期や肺水腫）．また，肺胞の周囲が線維化していて吸気時に肺胞が拡大しにくくなったような，間質性肺炎や肺線維症ではむしろひびきが強く聴かれます．これは捻髪音（fine crackle, crepitus）とよばれます．吸気時に聴かれることが多く，とくに肺線維症の捻髪音は吸気の終わりに強く聴かれます．

呼吸器系の聴診技術

非肺性副雑音

肺外の副雑音もあります．重要なのは胸膜摩擦音です．これは胸膜炎の初期や癒着期に呼吸に際して胸膜が付着したり剥がれたりするときに発する複雑な断続性の音，「ビリビリ」，「ガー」，「ピチピチ」などというもので，胸膜摩擦音(pleural friction rub)といいます．これは胸膜から発する音なので胸壁の近くで聴かれます．聴診時に膜面をすこし胸壁に押しつけると，よく聴けます．

これとは別に，呼吸とは無関係で聴診器を胸壁に当てると「ピチピチ」という音を聴くことがあり，指先で押しても，「ピチピチ」と感じます．これは皮下捻髪音といい，皮下気腫の診断上重要です．

このほか，胸腔に空気層と液層とがある場合に，胸郭を揺すりながら聴診すると，「ポチャポチャ」という音，振盪音を聴くことがあります．また，肋骨骨折があると呼吸時あるいは肋骨の圧迫によって，「ピチピチ」といった音，骨軋音を聞くことがあります．さらに心包炎などで心臓の収縮時に，「ポッ」といった収縮期摩擦音を聴くことなどがありますが，いずれもまれな副雑音です(表2，図17，図18)．

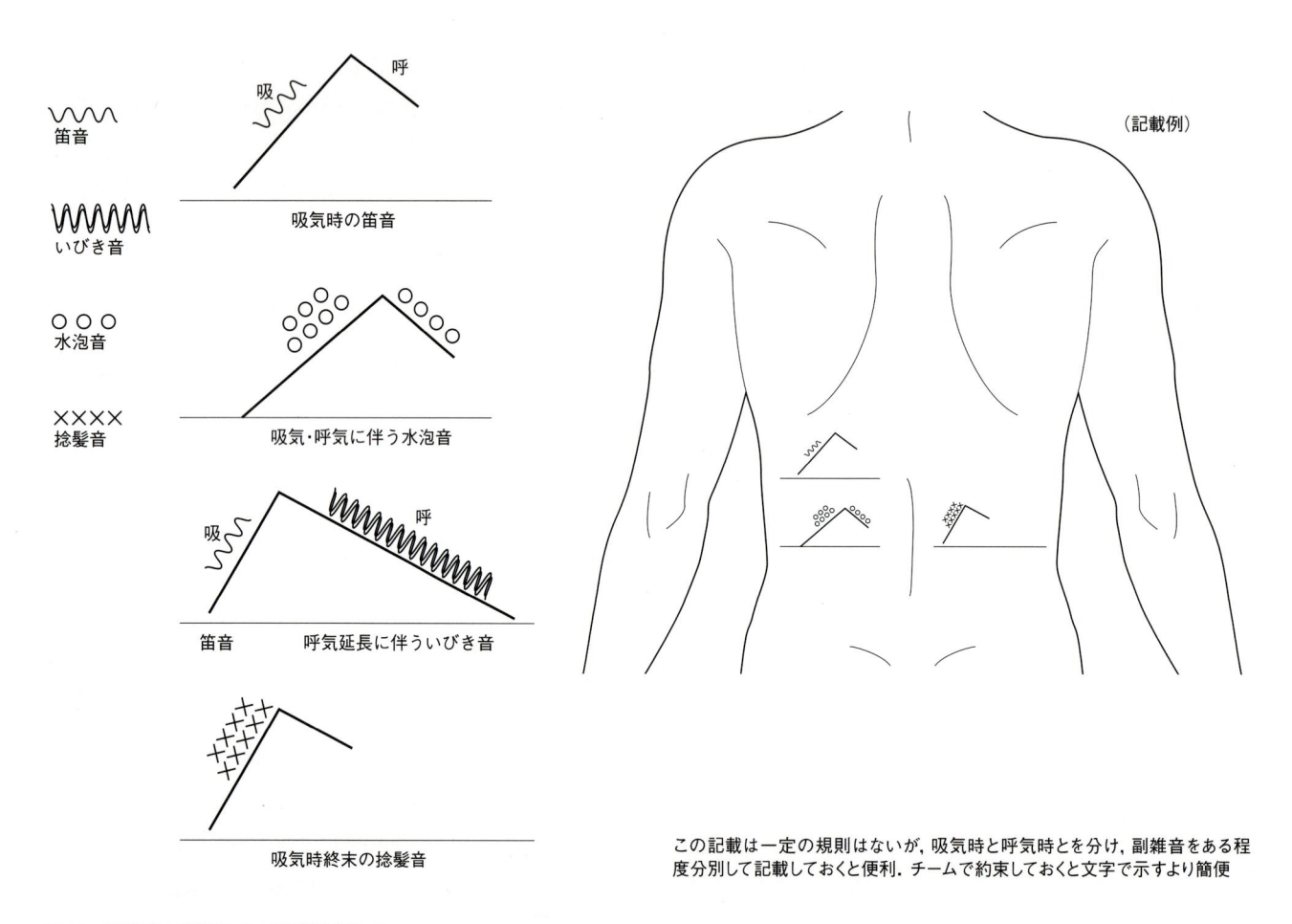

図18 副雑音の種類とその記載法(略図)

この記載は一定の規則はないが，吸気時と呼気時とを分け，副雑音をある程度分別して記載しておくと便利．チームで約束しておくと文字で示すより簡便

聴診の基本技術

- 胸部聴診の部位を覚えよう
- 聴診方法と手順を理解しよう
  肺の聴診は左右対称に比較しながら2呼吸ずつ聴き，音の高さ・長さ・大きさ，音色の4点に注意する

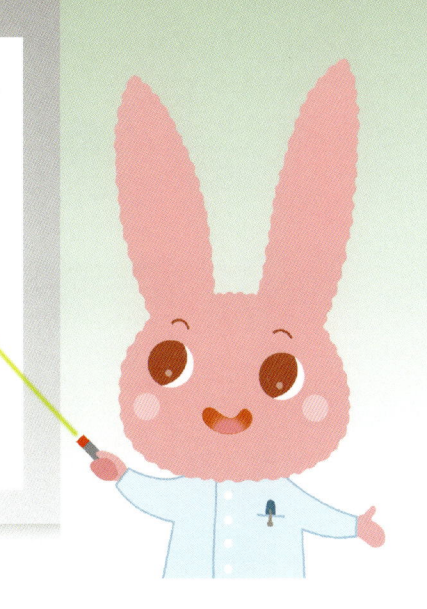

呼吸器の聴診には，今日ではダイヤフラム面が最もよく用いられます．このとき，ダイヤフラム面を胸壁に確実に密着させることを忘れてはなりません．しかし，強く密着し過ぎると集音口がふさがれ，集音を妨げます．

また，密着していない場合は内部の集音が少なく，呼吸ごとの皮膚の接触音や外の音が入って聴きにくくなります．そこで肺尖部(鎖骨上窩)や肋骨腔のへこんでいるような人の聴診には，小さなベル型を用いたほうがいいでしょう．

鎖骨上窩はくぼんでいるため，背部からのほうが当てやすいでしょう．聴診器の導管が周囲の衣服などに触れていたり，また自分の鼻の息がYチューブのバネ金などに直接当たるような位置にあると，自分の呼吸が共鳴して入ってきて，判断を誤ることがあります．

聴診を行うときには，できるだけ周囲を静かにしてもらう必要があります．今日の多忙な外来や，病棟の多床室での診察では理想的にはいかないので，「聴く耳」を日ごろからよく訓練しておくことが重要といえます．

聴診方法と手順

1 左右対称に比較しながら

通常，被検者(患者)には坐位をとってもらい，相対して腰かけるか，被検者の側面に位置します．臥位でももちろんよいのですが，その場合にも前胸部と背部とをみなければなりません．肺の聴診は，打診と同様に左右対称に解剖学的部位を考え，比較しながら聴きます(図19)．

一般に，心音の聴診を行ってから呼吸音の聴診を行います．一般の診察時の聴診部位の順序は，原則的には，図20，21，22，23のようになります．

■ 心音も呼吸器疾患と強い関連をもっています．とくに動脈弁口でのⅡ音の亢進などは肺高血圧を伴う肺疾患の徴候として重要です．

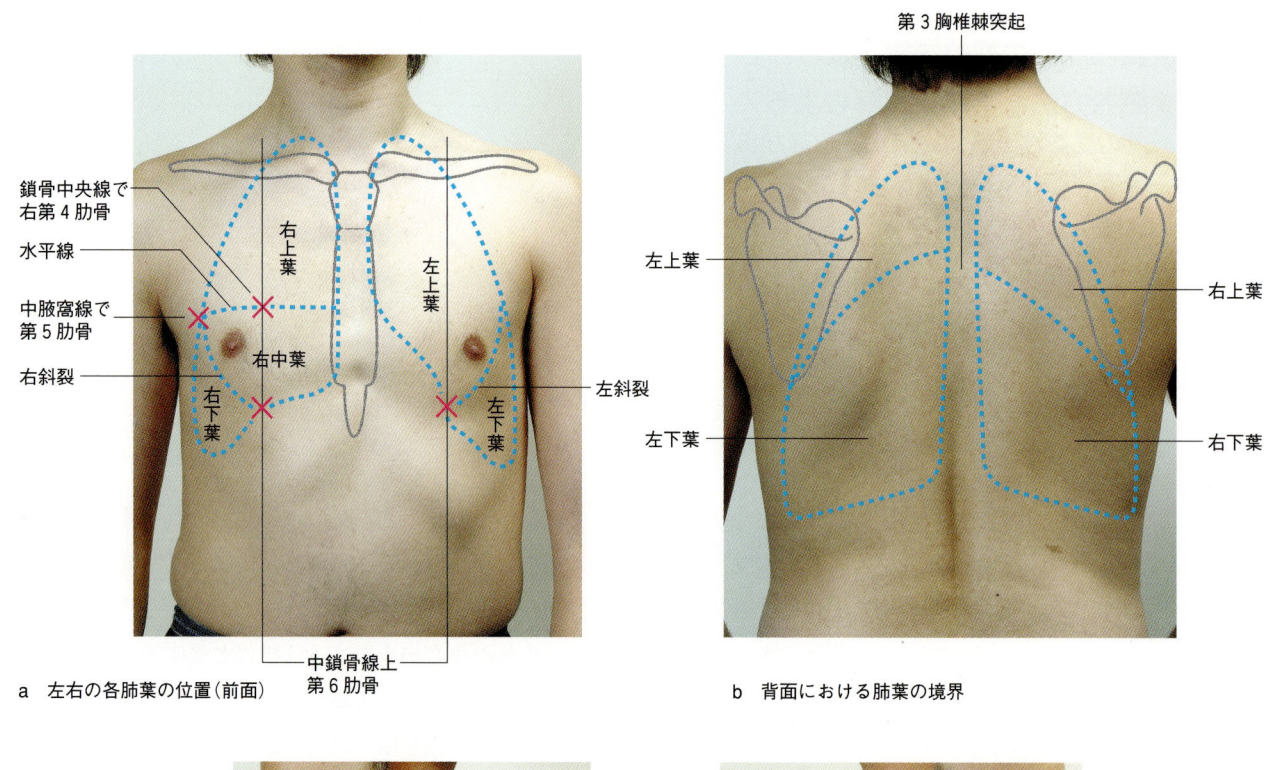

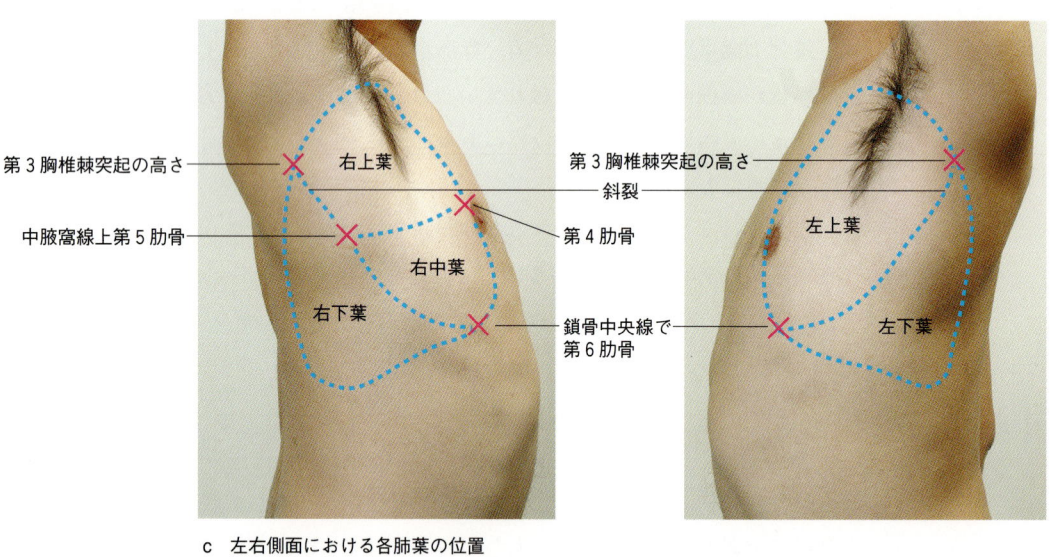

a　左右の各肺葉の位置（前面）

鎖骨中央線で右第4肋骨
水平線
中腋窩線で第5肋骨
右斜裂
右上葉
右中葉
右下葉
左上葉
左斜裂
左下葉
中鎖骨線上第6肋骨

b　背面における肺葉の境界

第3胸椎棘突起
左上葉
左下葉
右上葉
右下葉

c　左右側面における各肺葉の位置

第3胸椎棘突起の高さ
中腋窩線上第5肋骨
右上葉
右中葉
右下葉
第3胸椎棘突起の高さ
斜裂
第4肋骨
鎖骨中央線で第6肋骨
左上葉
左下葉

図19　胸部聴診の部位

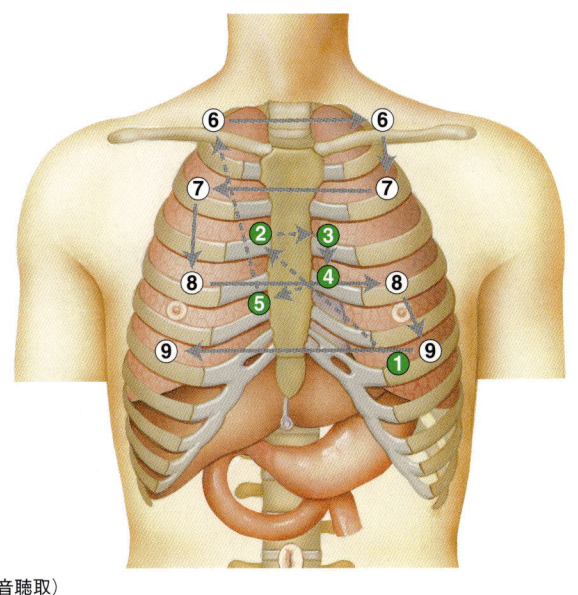

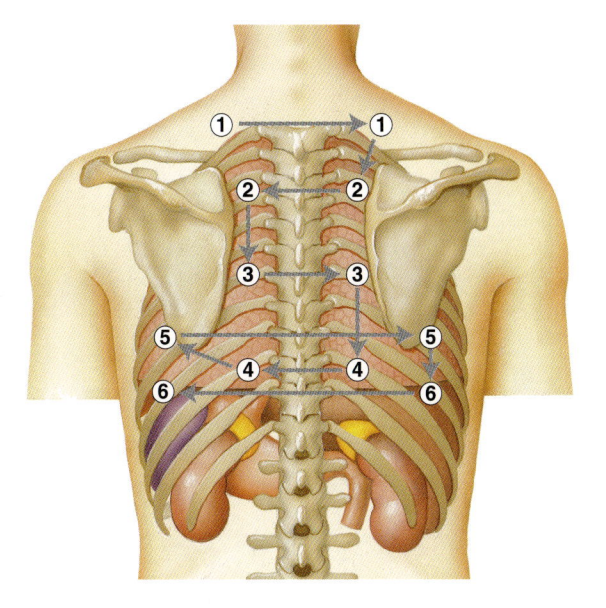

(❶～❺心音聴取)
⑥～⑨肺聴診（前面の⑥は背面から聴診したほうがわかりやすいことが多い）

図20　一般的聴診順序

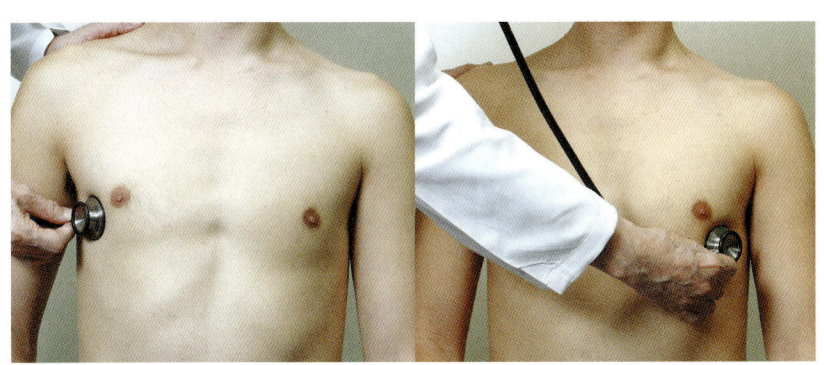

左右対称的に聴診する

図22　気管呼吸音の聴診
頸部気管の脇に当てる

前胸部と同様に左右対称的に聴診する

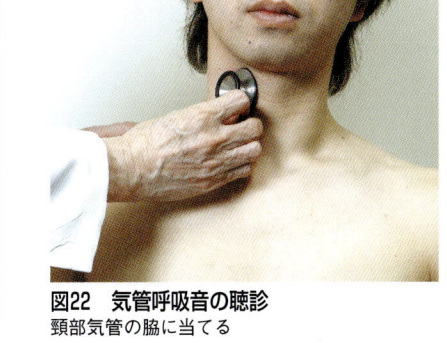

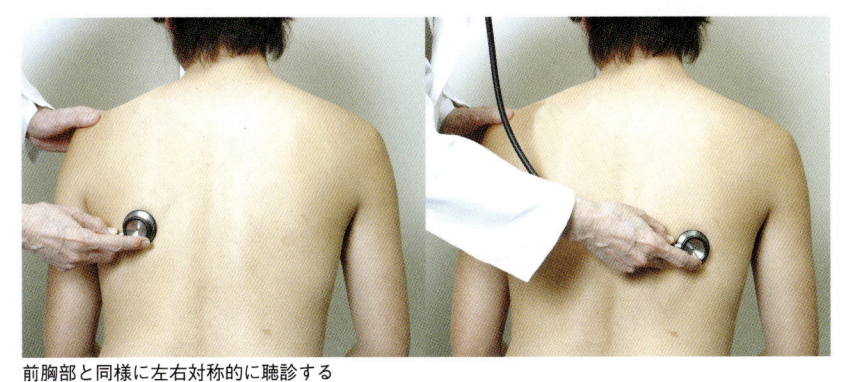

図21　胸部（肺胞呼吸音）の聴診

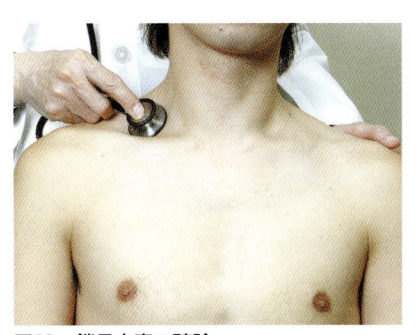

図23　鎖骨上窩の聴診
背後から聴診器を当てたほうが聴きやすい

呼吸器系の聴診技術

2 4つの要点をとらえる

　聴診は，1つの部位で2呼吸ずつ聞くことが必要です．被検者には，ふつうの呼吸よりやや大きめの呼吸をしてもらいながら聴くほうがいいでしょう．音の高さ，長さ，大きさ，音色などの4つの要点に注意します．

　聴くとともに，正常呼吸音（気管音，肺胞呼吸音，気管支呼吸音，気管支肺胞呼吸音）をよくとらえ，さらに異常な呼吸音（呼吸音の減弱・消失，呼気の延長，狭窄による鋭利な呼吸音など）に注意します．

　女性で乳房のため呼吸音が聴きにくい場合は，被検者に手で乳房をよけてもらって聴診したほうがいいでしょう．とくに発熱があり，肺炎の可能性を疑う場合は必要です．

3 副雑音の有無に注意する

　副雑音の有無に注意します．副雑音が聴かれた場合は，その部位と吸気時か呼気時かをよくとらえておきます．副雑音を聴く場合，体位を変換して，その際の副雑音の変化をみます．捻髪音では，しばしば部位によって変化しますし，とくに胸膜摩擦音はそれが1つの特徴でもあります．

4 声音聴診

　声音の聴診は，通常の胸部聴診時には行わないことが多いのですが，打診上変化があったり肺胞呼吸音が弱かったり副雑音が聴かれるような場合には，低い声で「アー」，「イー」と発声してもらいながら肺野を聴診します（図24）．

　正常では，その声が不明瞭な「オー，エー」のように聴かれますが，肺炎や胸水

患者さんに声を出してもらい，背後から左右交互に比較しながら聴く

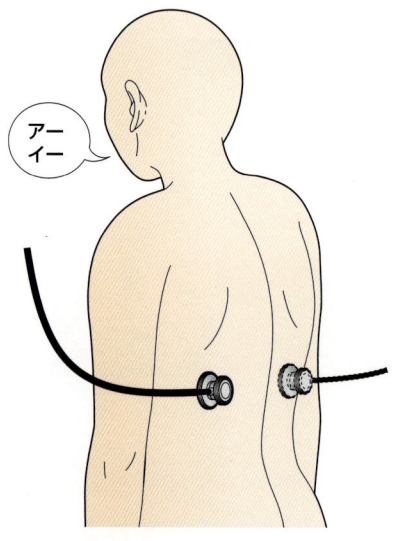

図24　声音の聴診

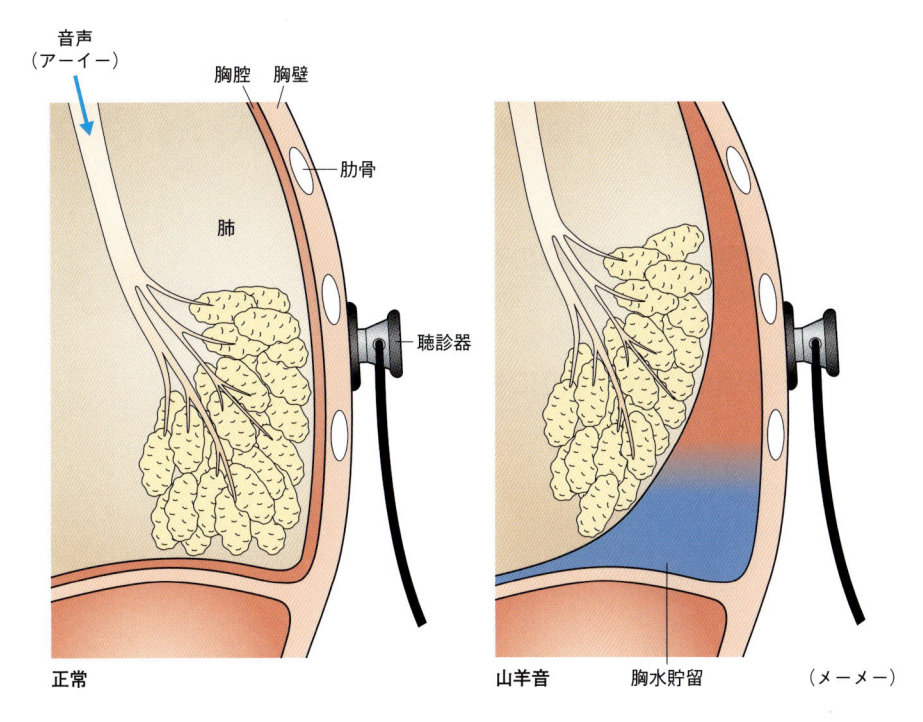

図25　声音の正常と異常

の上の部位などではやや明瞭に聴かれます（気管支山羊音，図25）．また小さくささやいてもらうとよく聴くことができます（ペクトロキー）．

　声音聴診は，胸壁に手掌を当てて発声してもらう声音振盪も同一部位で行い，対比してみる必要があります．

5　口腔聴診

　今日では一般に行うことはありませんが，胸壁の広範な皮膚炎，外傷などがある場合には，開口してもらって呼吸音を聴くことで，異常を検出することもあります（図26）．ときには副雑音（水泡音）を聴くことができます．

　慣れてくると副雑音の性状もかなり区別できるようになります．かつては，肺結核患者の日常の診療でもしばしば用いられました．

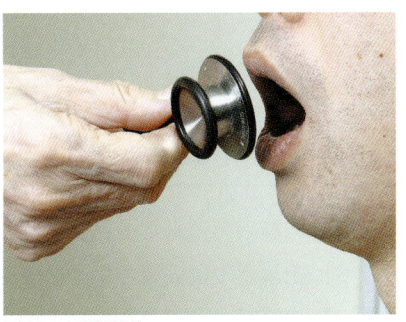

図26　口腔聴診
肺の副雑音（水泡音）の聴取に有用

呼吸器系の聴診技術

見逃してはいけない異常所見

- **異常呼吸音，副雑音の有無に注意**
  大きく呼吸してもらい，呼気に延長や笛音，いびき音など，吸気終末に捻髪音が聴かれたら注意
- **被検者の体型や体位にも留意**

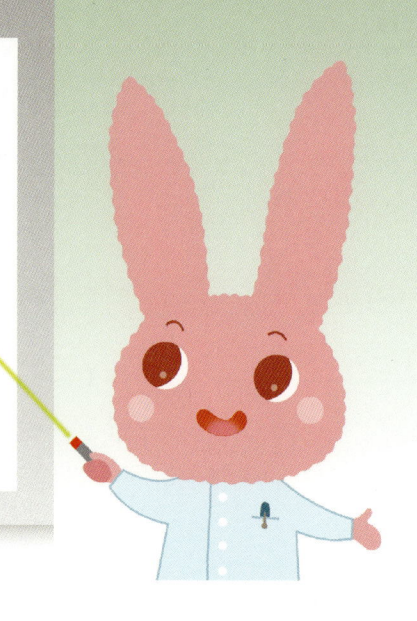

異常呼吸音，副雑音

ふつうの呼吸ないし弱い呼吸では，呼吸音の異常も副雑音も見逃しやすいので，注意が必要です．

呼気の延長

ふつうの呼吸時では，軽い喘息発作や慢性気管支炎や軽症の肺気腫の場合は，異常所見が出にくいものです．いちばんよいのは，1秒率の検査時のように，大きく吸ってから一気に呼気してもらうことです．呼気の延長とともに笛音，いびき音が聴かれる場合が多くみられます．呼気が途中で断続し，咳き込み様となることもあります．

捻髪音

ふつうの呼吸では，肺の下部とくに背部の捻髪音は出現しにくいことがあります．そこで深い吸気をしてもらうと吸気の終わりに捻髪音が出てきます．寝たきりの高齢者では，起こしてすぐ背部を聴くと，捻髪音を聴くことがよくあります．この際は，深呼吸を2〜3回してもらうか，4〜5回呼吸をしてもらってその捻髪音の様子をみます．病的な異常（肺炎や肺線維症）がある場合は捻髪音は消えません．

聴診時の注意点

1 被検者の体型

やせた被検者の聴診では異常所見を重くみやすく，肥満者では見逃しやすいことがあります．肥満者では周囲の雑音をできるだけ除き，呼吸を深くしたり，弱くしたりして異常呼吸音，副雑音を慎重に検討する必要があります．

2 体位による変化

　胸膜摩擦音は，体位による変化が強く影響します．また気道の狭窄音（きしむような呼吸音）は，気道の位置によって変化します．たとえば，仰臥位では聴けても，坐位や側臥位では消えてしまうこともあります．これは，喘鳴を伴う気管・気管支狭窄などではよくみられるものです．そのような被検者では坐位の診察だけではまったく不十分です（もっとも，被検者自身が寝るとヒューヒューするとの自覚をもっていることが多いものです）．

part

4

腹部の聴診技術 AtoZ

腹部消化器官の構造

🫘 腹部内における消化器官の構造を立体的にイメージできるようにしよう

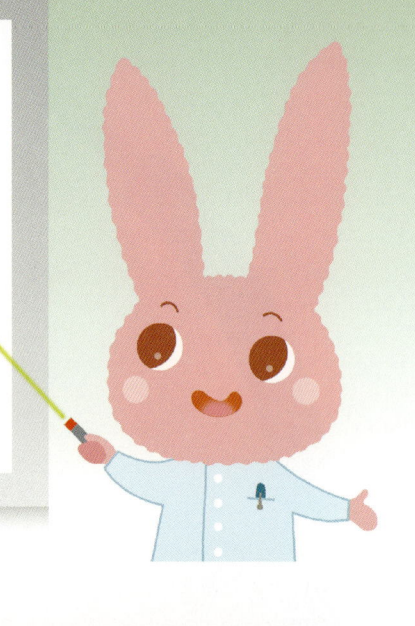

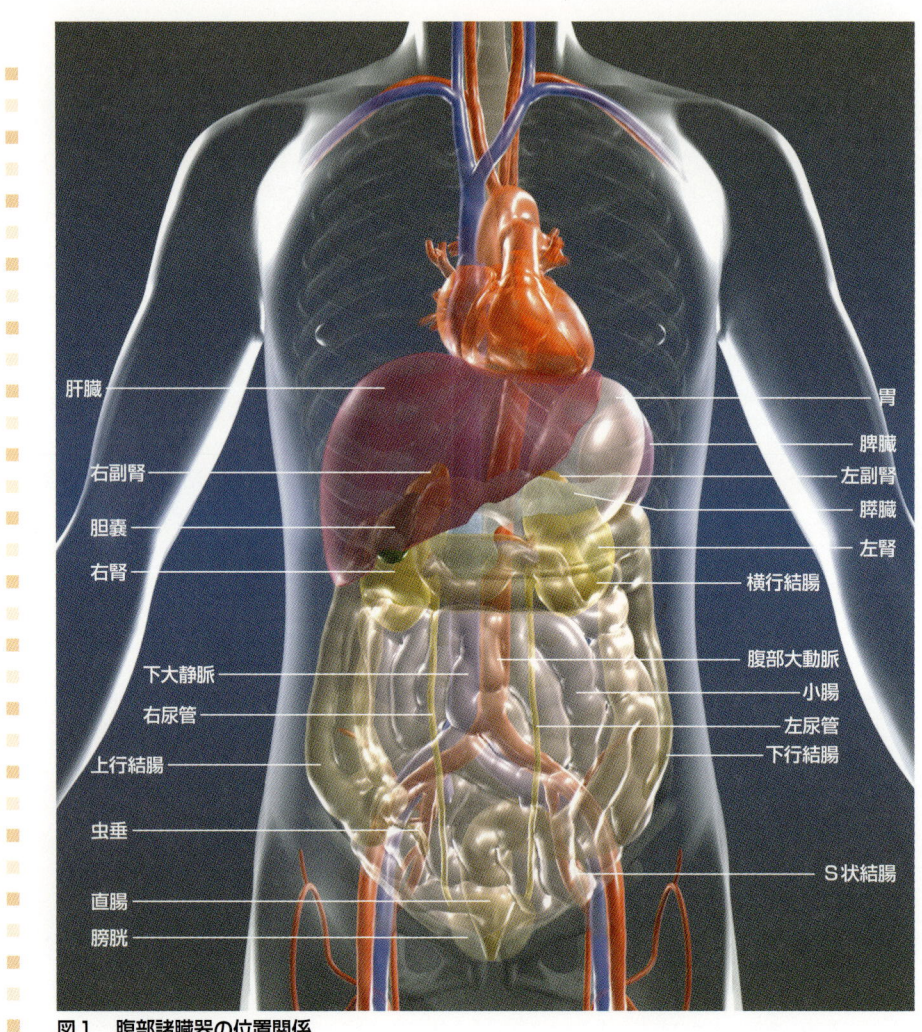

図1 腹部諸臓器の位置関係

肝臓／右副腎／胆嚢／右腎／下大静脈／右尿管／上行結腸／虫垂／直腸／膀胱／胃／脾臓／左副腎／膵臓／左腎／横行結腸／腹部大動脈／小腸／左尿管／下行結腸／S状結腸

一般に腹部の聴診というと，腹腔内部に収まっている諸臓器（肝臓，胆嚢，膵臓，脾臓，胃，小腸，大腸，腎臓，膀胱，腹部大動脈，下大静脈など）のはたらきの様子を，体表から聴いてうかがい知ることです．そのためには，それらの諸臓器が，聴診上どのように影響しあう位置関係にあるかを理解することが必要です．腹腔内は，おおむね消化器官（図1）と循環器官に大別できます．ここでは消化器官を中心に考えていきます．

消化器官の理解

1 細部より全体性をつかむ

腹部の各聴診部位で，通常と異なる音や部位間で違う特性の音が聴取された場合には，何が起こっているのかその状況を判断するために，「この位置ではこのぐらいの深さ……」であるとか「幅や奥行きはこの程度の臓器だから……」など，その部位周辺の構造を立体的にイメージできることが必要です．

その立体図の例を，図2では正面から，図3では右側面からのものを示しました．

厚みのある腹部の臓器をみるのですから，臓器の位置やみる方向によっては骨盤内深くにおさまってみえにくい臓器もあります．しかし，消化器官が平面上に位置しないことも，奥深くに入り走行することも，そのまま聴診のための構造理解には必要な特性です．細部より全体性をつかみましょう．

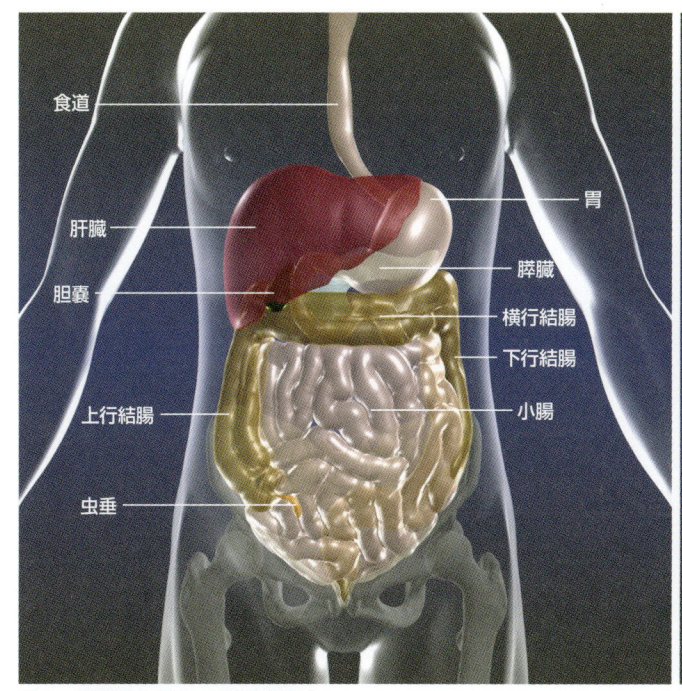

図2 腹部消化器官の構造（正面）

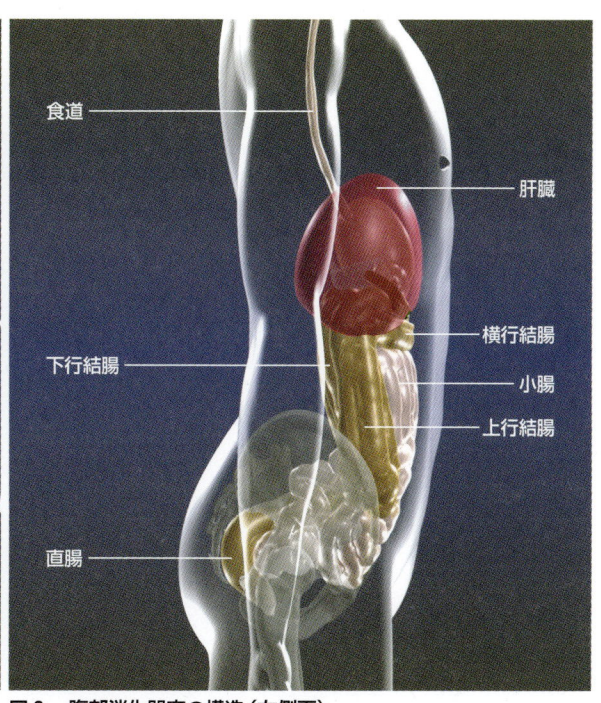

図3 腹部消化器官の構造（右側面）

2 消化器官とは

　ひと口に消化器官といっても，その構造から管腔構造の食道・胃・腸管と実質臓器である肝臓などとその付属腺に分けられ，機能は大きく異なります．主に管腔構造では，連動して食物や水の「摂取→消化・吸収→排泄」を営んでおり，実質臓器では吸収物質の代謝を調整したり消化液を産生したりしています．

腹部消化器官の機能

- 臓器別の機能をざっと見てみよう
- 腸管の運動を理解しよう
  分節運動と蠕動運動のしくみ

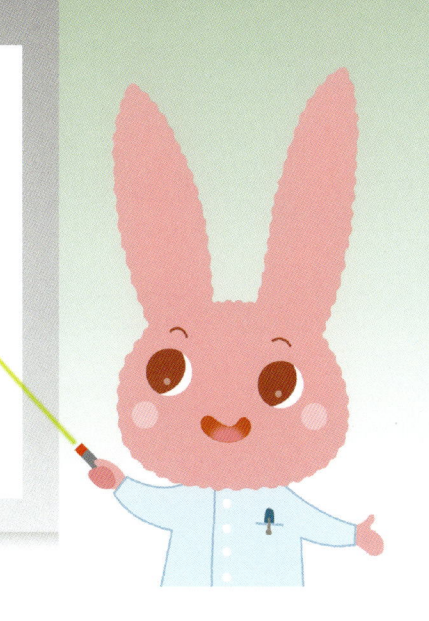

臓器別にみる機能の概観

それぞれの臓器別に機能を概観してみましょう．

1 胃

袋状で横隔膜下の左上腹部に位置し，食物を貯留し，消化酵素を含む胃液を分泌し，混ぜて送り出します．ほかに一部の水分・グルコース・薬物などの吸収能も有します．

2 小腸

十二指腸，空腸，回腸の3部分からなり，糖質，脂質，タンパク質の主たる消化・吸収を担います．3部分の内面に共通するのは，多数の輪状ヒダとその表面にある腸絨毛（図4）で，これは内腔の表面積を広げて栄養摂取の効率を高めることに役立っています．

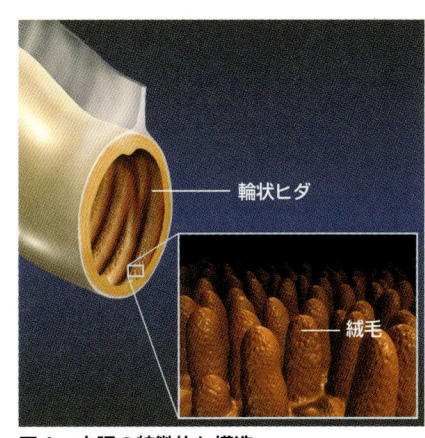

図4　小腸の特徴的な構造

3 大腸

盲腸，結腸（上行・横行・下行・S状），直腸，肛門に分けられます．大腸の粘膜には輪状ヒダや腸絨毛はありません．主に水分・電解質の吸収を担い，残った便を排

泄します．ほかに小腸の下部から広がる腸内細菌叢により，ビタミンの合成や食物残渣の分解を行います．

4 ▶ 肝臓

体内最大の実質臓器で二葉からなり，左右上腹部に位置しています．主に糖質・タンパク質・脂質・ビタミン・ホルモンといった栄養素の合成・分解，血漿中の有毒物質の解毒処理，鉄・ビタミンの貯蔵などを担い，胆汁の生成を行っています．

5 ▶ 胆嚢

肝臓の下面やや右寄りに位置し，必要になるまで消化に必要な胆汁を貯蔵します．

6 ▶ 膵臓

左右上腹部の胃の背側にあり，膵液を分泌する外分泌部と，インスリンやグルカゴンなどのホルモンを分泌して血中のグルコースの濃度を調節する内分泌部からなっています．

分節運動と蠕動運動

腹部音の聴かれるしくみや聴診の手技の実際などについては，詳しく後述します．腹部より発せられる音が，腸管の運動と内容物によって発せられることは，すでに想像のつくところだと思います．その腸管の運動について，主に小腸でみられる分節運動と，腸管全域でみられる蠕動運動を押さえておきましょう．

分節運動（図5）は，腸管の内輪筋と外縦筋の筋層構造により間隔をおいてくび

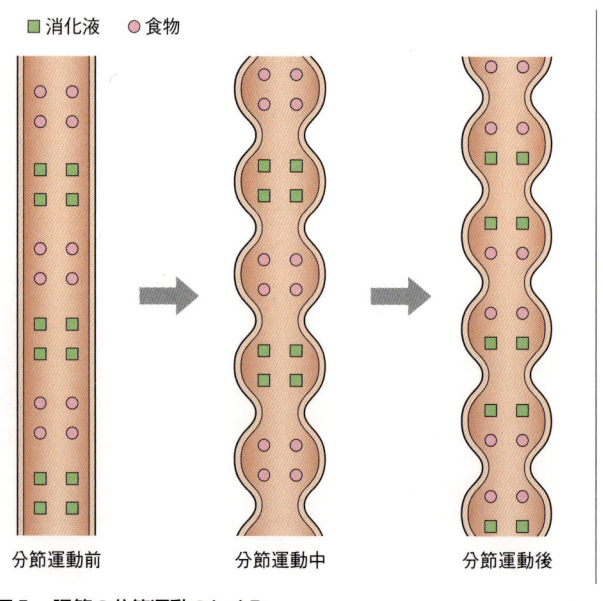

図5　腸管の分節運動のしくみ

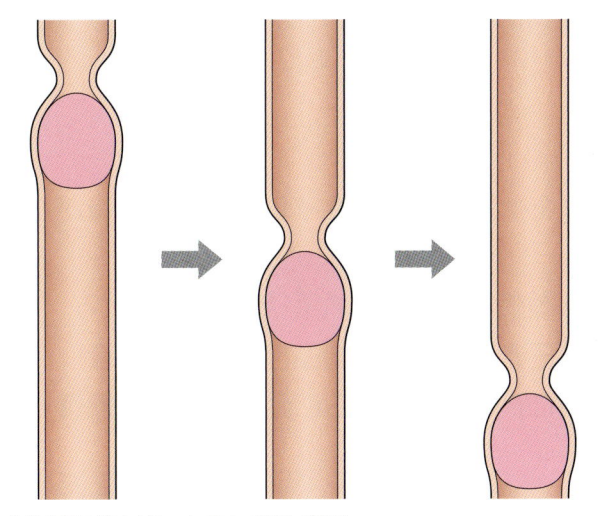

食道や腸の筋肉が次々に縮んで食物を運ぶ
図6　腸管の蠕動運動のしくみ

れさせることで，小腸内に食物をため，消化液とよく混ぜて吸収しやすくさせる動きです．

　蠕動運動（図6）は，口側が収斂すると肛門側は弛緩するというしくみで，食物を腸管の先に送り出そうとする動きです．

　小腸ではリズミカルで小きざみな蠕動運動ですが，大腸では管に沿う結腸ヒモの縦走筋が作用し，全体を一気に動かすような強い蠕動運動（総蠕動）が起こります．これらの運動をイメージして音を聴くことで，内部の状態がよく察せられるはずです．

（山田秀樹，副島和彦）

腹部音の聴診

- 腸蠕動音の停止または減弱は麻痺性イレウスや腹膜炎が考えられる
- 血管雑音の聴取は動脈瘤や血管の拡張・狭窄が疑われる
- 静脈性雑音は門脈圧亢進による側副血行路が発する音
- 肝臓と脾臓の被膜に炎症がある場合に発する腹膜摩擦音

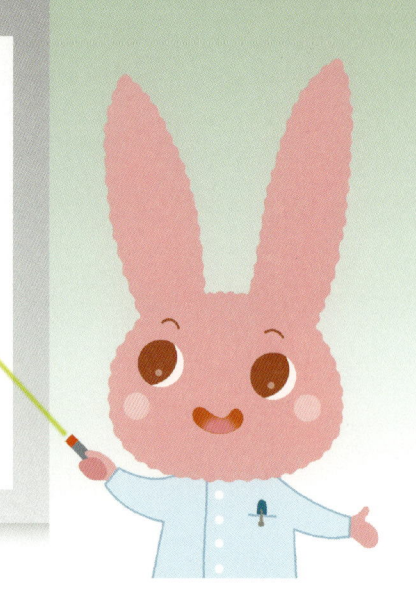

腸蠕動音（bowel sounds）

1 右下腹部での腸蠕動音の聴診

腸音は，消化管内を内容物がガスを伴って移動するときに発生する音です．正常所見は5〜15回/分程度，不規則でゴボゴボとした音です．ときに腸蠕動亢進で長く伸びる腹鳴が聴かれ，胃のゴロゴロする音"stomach growling"が代表的です．

腸蠕動音は，腹部全体に広く伝播するので1か所で聴診すればよいといわれ，一般的に推奨される部位は，腹部全体を臍部中心に4区分したときの，右下腹部です（図7）．この部位は，解剖学的にはおおむね回盲弁の部分に相当すると考えられ（図8），通常，食後5〜6時間，腸蠕動音が聴取できますが，なぜよく聴こえるのか，その根拠については十分解明されていません．

このように，蠕動音が腹部全体に伝播することから考えると，大腸と小腸のどちらの音かを聴き分けるのは困難であると考えられます．腸蠕動音の異常が予測される場合には，腹部を4つの領域に分けて，すべての領域で最低1分間ずつ聴診します．

また，腸蠕動音は立位から仰臥位をとった場合，15〜30分間は，一時的に減少するため，腸蠕動音を聴診する前には，可能ならば少なくとも15分間以上安静臥床させる必要があります[1]．

打診や触診によって腸蠕動音は変化するので，視診の次に聴診を行います．つまり，視診→聴診→触診→打診の順で診察していくことになります．

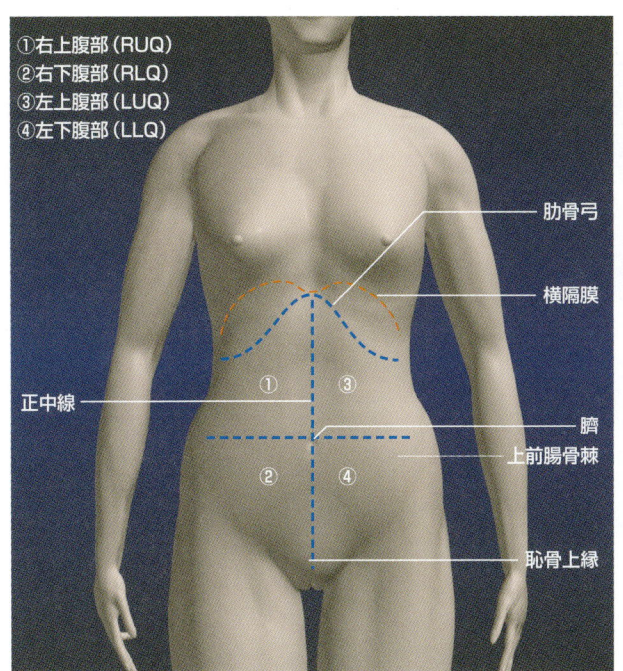

図7 腹部の境界域

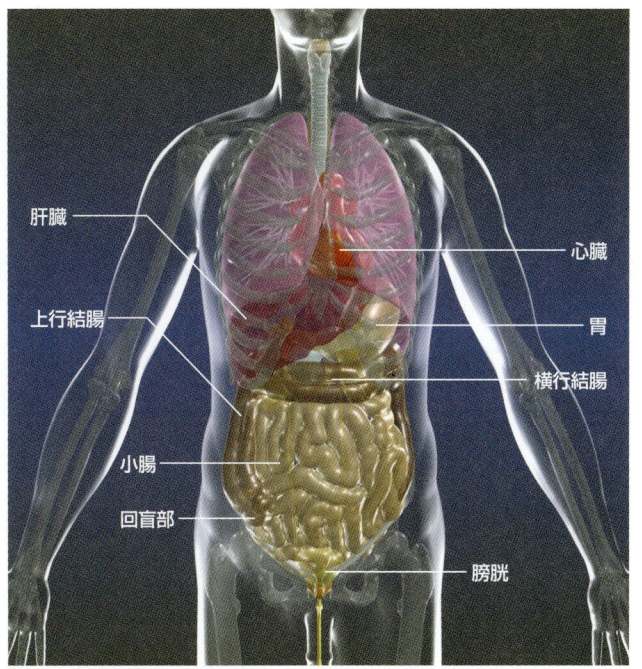

①右上腹部（RUQ）
②右下腹部（RLQ）
③左上腹部（LUQ）
④左下腹部（LLQ）

肋骨弓
横隔膜
正中線
臍
上前腸骨棘
恥骨上縁

図8 前面体壁に接する臓器

肝臓
上行結腸
小腸
回盲部
心臓
胃
横行結腸
膀胱

2 腸蠕動音の異常

　腸蠕動音の異常としては，腸管運動の停止による音の微弱または停止があり，原因として麻痺性イレウスや腹膜炎が考えられます．また，下痢や胃腸炎では腸蠕動音が亢進し，癒着性イレウスでは腸蠕動音亢進と金属音が聴かれます．この金属音は，腸液の表面上ではじける気泡から生じ，「チリンチリン」と表現されたり，空き缶を足でつぶしたときの音[2]と表現されています．

　いずれにしても，腸蠕動音は体格や状況による変化や個人差が大きいため，正常の基準を確立するには，多くの正常音を聴くトレーニングが必要です．

血管音（vascular sounds）

　血管音の聴診には，低調性の音を聴取しやすいベル面を用いますが，高ピッチの音調ならば，ダイヤフラム面（膜面）と併用して聴診します．

1 血管雑音（bruits）

　「ビュイビュイ」や「フェイフェイ」という拍動性の風の吹くような（pulsatile and blowing）心雑音に類似した音が聴取される場合は，動脈瘤や血管拡張または狭窄が疑われます．

　これらの雑音は，部分的な狭窄などによって血液の乱流が起こるために発生する音といわれています．腹部の動脈音聴取部位は図9のとおりです．図内の○で囲んだ7か所のいずれでも雑音が聴かれないのが正常です．

腹部の聴診技術

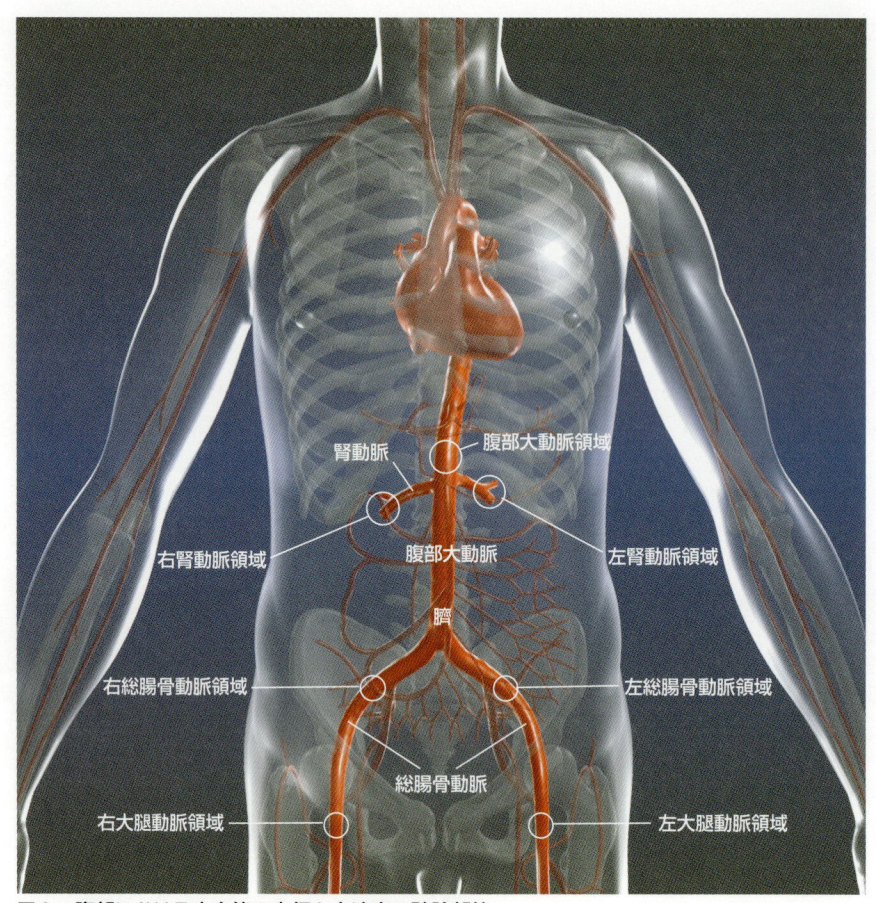

図9　腹部における大血管の走行と血流音の聴診部位

　しかし，まれにやせている人で聴こえることがあるため，その他の診察所見と統合して判断することが必要です．腹部大動脈と腎動脈は体表から深いところにあるので聴診器を強く当て，逆に大腿動脈は浅いため聴診器を軽く当てて聴診します．

2　静脈性雑音(venous hum)

　臍周囲で聴かれる雑音よりもやわらかく，持続性の低ピッチの震えるような音で，門脈圧亢進によって側副血行路が生じたことによって発生する音です(**図10**, **図11**)．

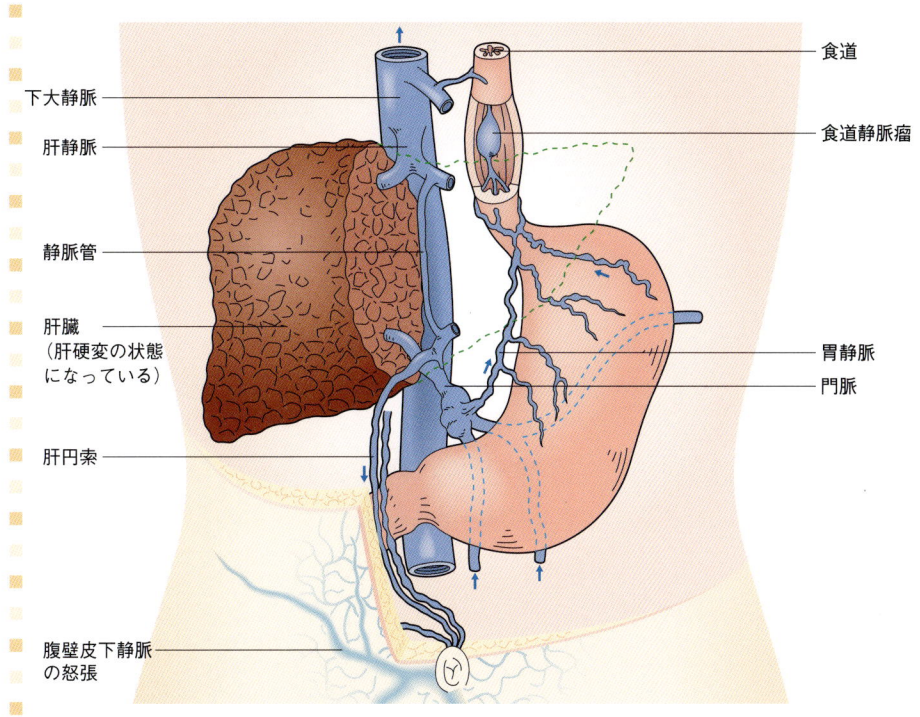

図10　門脈圧亢進による側副血行路

主な側副血行路
●門脈 ─ 左胃静脈・短胃静脈 ─ 胃・食道静脈瘤 ─ 奇静脈・半奇静脈 ─ 上大静脈
●門脈 ─ 肝内門脈左枝 ─ 臍静脈・臍傍静脈 ─ 臍旁周囲皮下静脈 ─ 上腹壁静脈 ─ 内胸静脈 ─ 上大静脈
●門脈 ─ 臍旁周囲皮下静脈 ─ 下腹壁静脈 ─ 股静脈 ─ 外腸骨静脈 ─ 総腸骨静脈 ─ 下大静脈
●門脈 ─ 下腸間膜静脈 ─ 上直腸静脈 ─ 痔静脈・痔核 ─ 中・下直腸静脈 ─ 内腸骨静脈 ─ 下大静脈

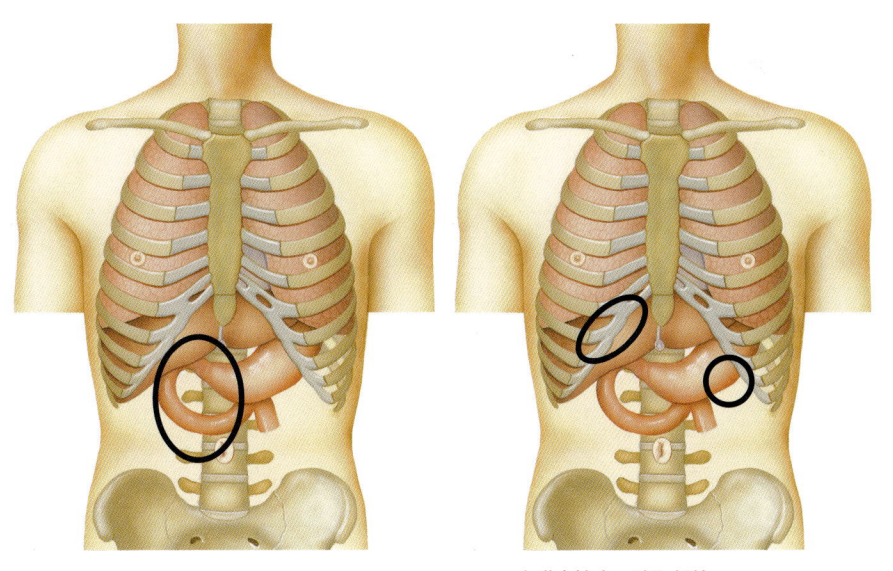

図11　静脈性雑音の聴取部位　　図12　腹膜摩擦音の聴取部位

腹部の聴診技術

腹膜摩擦音（friction rub）

　腹膜摩擦音が実際に聴取される機会は多くありません．肝臓と脾臓は，腹膜との接触面積が広いために，これら臓器の被膜に炎症がある場合，深呼吸運動に伴って，皮革をこすりあわせるような，きしむような粗い音が聴かれることがあります．

　例として，肝針生検後の被膜炎や脾梗塞による被膜炎などがあります．ごくまれに腫瘍によって聴取される場合もあります．聴取部位については**図12**を参照してください．

振水音（clapotage）

　イレウスや幽門狭窄では，聴診器を腹部に当てて体幹を大きく左右に揺らすと，「チャプンチャプン」という音がします．かなり大きく身体を揺すらなければならないので，痛みを伴う場合には，この方法による聴診は慎重に行います（海外文献では，振水音についての記述は少ないようです）．

（能瀬真奈美，副島和彦）

聴診の基本技術

- 腸蠕動音，血管雑音，腹膜摩擦音，振水音の聴診方法と手順を身につけよう

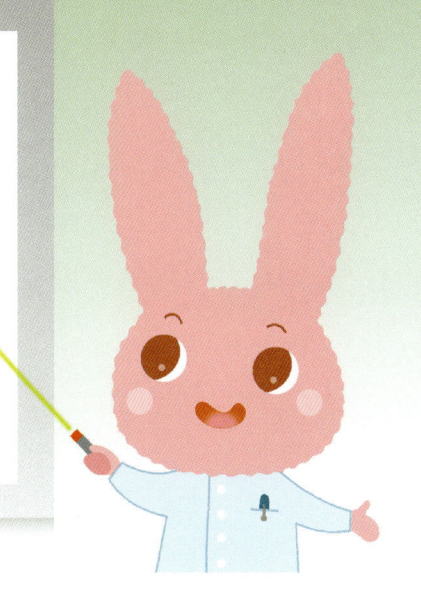

腹部の聴診では，主に腸蠕動音と血管音を観察します．聴診にあたってのポイントは**表1**を参照してください．

表1 腹部聴診のポイントとその根拠

ポイント	根拠
①打診，触診の前に行う	・腸への圧刺激が腸蠕動を変え，腸雑音を亢進させるなどの変化が起こる
②15分間以上の安静臥床後に行う	・立位から臥位をとると，一時的に腸蠕動音が減少する
③聴診器や手を温める	・冷感は，腹部筋肉の収縮を誘発する
④腸蠕動音の聴診は，腹部のどこか1か所でよい．通常は腹部全体を4区分したときの右下腹部である	・腸蠕動音は，腹部全体に広く伝播する
⑤腸蠕動音や血管音を聴くには，聴診器のベル面とダイヤフラム面を使い分ける	・腸蠕動音は高調性であるため，高調性の音を強調するダイヤフラム面を使用することが多い ・動脈音や静脈音は低調性であるため，ベル面を用いることが多いが，高ピッチの音調の場合にはダイヤフラム面と併用して聴診する
⑥腸蠕動音欠如と結論づけるには，少なくとも5分間の聴診が必要である	・腸蠕動は不規則なことがあるので，最低1分間，腹部の4区分を聴診する

腹部の聴診技術

聴診方法と手順

1 必要物品

聴診器(ベル面とダイヤフラム面が備わったもの),必要時バスタオル,枕,マーキングペン(図13)

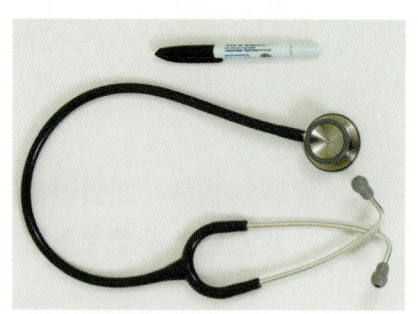

図13 必要物品
ベル面とダイヤフラム面が備わった聴診器とマーキングペン

2 腹部聴診の実際

①聴診の手順を患者さんに伝える.
②膀胱を空にするために事前に排尿を促す.
③室温は適度な暖かさに保ち,バスタオル等を使用してプライバシーに留意しながら聴診部位を十分に露出する.
④仰臥位で楽な姿勢をとらせる.両腕は体幹の両脇におき,膝を軽く曲げてもらう(枕を使用してもよい).
⑤患者さんの右側に立ち,腸蠕動音を聴診する(図14).
　1)聴診部位は,図7(p.85参照)をイメージし,腹部のどこか1か所(通常は右下腹部)に聴診器のダイヤフラム面を静かに当てる(図15).
　2)音の性質と回数を1分間聴診する.
　3)聴診できないときは,1つの部位につき最低1分間,腹部の4区分を聴診する.

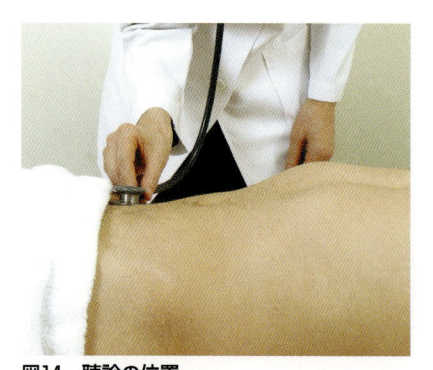

図14 聴診の位置
腹部の境界域をイメージし,右下腹部にダイヤフラム面を静かに当てる

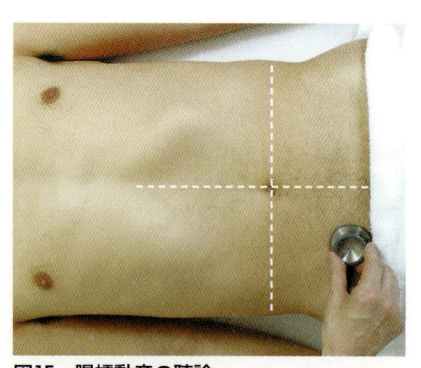

図15 腸蠕動音の聴診
正常では,5～15回/分程度,不規則でゴボゴボとした音が聴こえる

⑥血管音を聴診する．
　1）図9（p.86参照）で示した7か所に聴診器を当てて，血管音を聴診する（図16）．
　2）腹部大動脈と左右腎動脈は深いところにあるので，手掌全体で聴診器をやや強めに押して聴診する（**図17**）．
　3）左右大腿動脈は浅いところにあることから，聴診器を強く押しつけると雑音を生じることがあるので，圧迫しすぎないように聴診する．

⑦腹膜摩擦音と振水音

　肝臓や脾臓などの被膜炎がある場合に，静かに深呼吸を促しながら図12（p.87参照）で示した部位を聴診すると，皮革がこすれあうような腹膜摩擦音が聴取されることがまれにある．イレウスや幽門狭窄では，聴診器を腹部に当てて体幹を大きく揺らすと，水が「チャプンチャプン」とはねるような振水音が聴取される場合がある（**図18**）．

（堤　千鶴子）

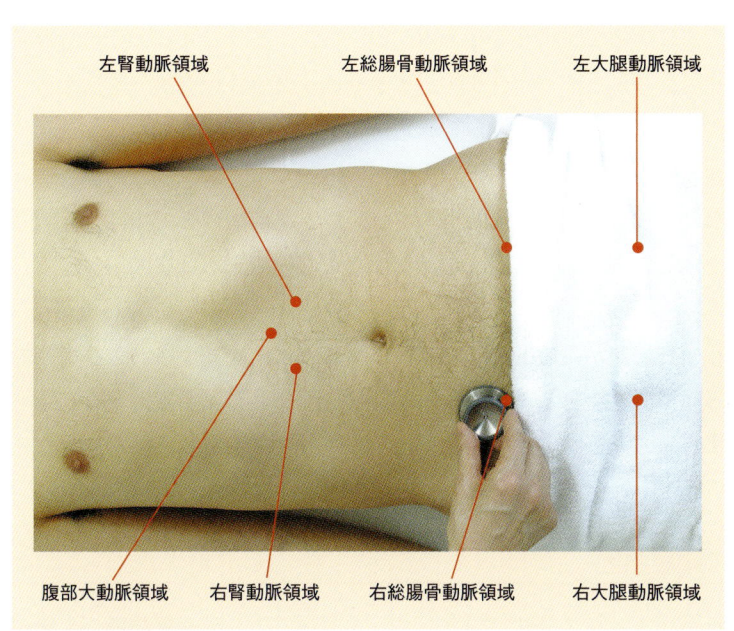

図16　血管音の聴診

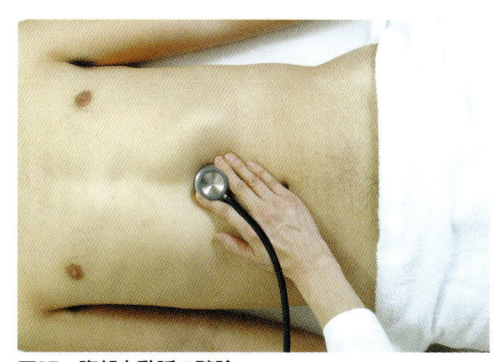

図17　腹部大動脈の聴診
腹部大動脈と左右の腎動脈は手掌全体で聴診器をやや強めに押して聴診する．正常では，血管音は7か所のいずれでも聴こえない

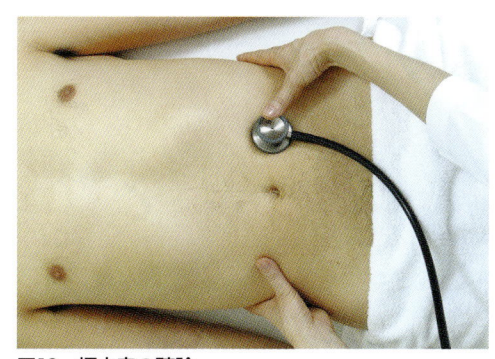

図18　振水音の聴診
両手で体幹を左右に大きく強く揺する．痛みを伴う場合には，この方法による聴診は慎重に行う

見逃してはいけない異常所見

- 腹部聴診音の異常所見を覚えておこう
- 胃・腸切除後の観察・ケアの実際から
  情報を視野に入れ目的意識をもった聴診の実施と，先入観をいだかない判断を！

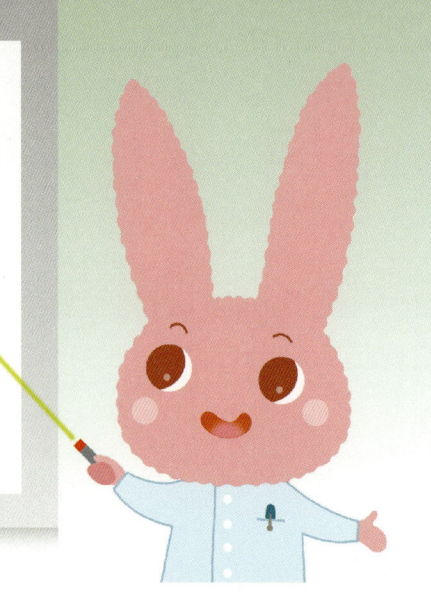

緊急性と重症度の判断

腹部の聴診で見逃してはいけない異常所見の例を表2に示しました．

さまざまな疾患によって異常音が生じること，また，聴診によってそれらの疾患の類推が可能であることがわかります．聴診時は，緊急性の有無や重症かどうかの判断が必要ですが，その基本にあるのが，聴診音の正常・異常について全身状態を考慮して判断することです．

異常所見のなかで代表的なのがイレウスです．以下，臨床の場で実際に看護師が腹部の聴診をするにあたって留意しなければならない例をあげます．

イレウスの徴候を見逃さない

開腹手術を行った場合，生理的腸管麻痺後は常に機械的イレウスおよび機能的イレウスを起こす可能性があることを，看護師は念頭において看護計画を立案しなければなりません．そして，それに基づいた観察・ケアを行うことが必要となります．

1 イレウス発症原因

開腹手術の場合，イレウス発症原因として，①開腹により腸や腸間膜，大網が外気の刺激を受けること，②手術操作により腸管同士の癒着，腸管と腹壁の癒着が生じること，などがあげられます．

2 術後合併症の早期発見

このような術後合併症の早期発見のために重要となるのは，①離床の状況，②悪心・嘔吐の有無と性状，腹痛の有無，腹部膨満の観察，③腸蠕動音の聴取です．

表2 腹部聴診音の異常所見

腸蠕動音	腹膜炎・下葉肺炎など			腸蠕動音低下(微弱)
	イレウス	機械的イレウス（腸管の物理的閉塞による）	単純性（閉塞性）イレウス：腸管の血行障害を伴わない ・先天性 ・腸管壁の器質的変化（腫瘍，圧迫ほか） ・手術後の癒着	腸蠕動音亢進 金属音
			複雑性（絞扼性）イレウス：腸管の血行障害を伴う ・腸重積，ヘルニアほか	腸蠕動音亢進（後期は減弱または消失） 金属音
		機能的イレウス	麻痺性イレウス 腹膜炎，開腹術後ほか	腸蠕動音低下または消失
	下痢・胃腸炎			腸蠕動音亢進
血管音	急性動脈閉塞症・閉塞性動脈硬化症・閉塞性血栓血管炎 腹部大動脈瘤など			血管雑音：ビュイビュイまたは，フェイフェイ
	門脈圧亢進による側副血行路形成			静脈性雑音：やわらかい持続性の震えるような音
腹膜摩擦音	肝針生検後，脾臓の感染などから生じる臓器の被膜炎			皮革がこすりあわされるような音
振水音	イレウス・幽門狭窄			体幹を揺らすと「チャプンチャプン」という音

3 腸蠕動音の違い

表2に示したように，イレウスの種類により腸蠕動音の聴取音が異なります．そのため，腸蠕動音が消失しているのか，減弱しているのか，異常亢進なのか，また金属音は聴かれているのかを正しく聴診し，X線やCTの検査結果などをふまえてアセスメントする必要があります．

4 腹痛と創痛の見きわめ

腹痛に対しては，その程度，発作性なのか持続性なのかといった疼痛の種類を観察していくことが大切です．

とくに，開腹術のように腹部に創がある場合，疼痛の原因を創によるものと考え，「傷が痛いので痛み止めをください」と訴える患者さんが多く見受けられます．その際，創部やドレーン挿入部の観察と腹部聴診によってイレウス徴候がないかということを関連づけてアセスメントし，腹痛なのか，創痛なのかを見きわめ，慎重に鎮痛薬の与薬を行う必要があります．

【事例から】 患者：胃がんによる胃全摘術施行後

手術後5日目より腹部疼痛の増強と発熱がみられ，手術後6日目には38℃台の

発熱をみとめました．この患者さんも，腹部の疼痛に対して「傷が痛いです」と表現されていたため，当初看護師も創痛を考慮しましたが，その後も腸蠕動音が微弱で腹部膨満が出現し，CT検査を行った結果，イレウスと診断されてイレウス管が挿入されました．

このときの教訓は，腹部疼痛の部位・程度，悪心・嘔吐の有無，腹部膨満の有無・程度，腸蠕動音の種類や強さなどの情報を創部状態とあわせて観察し，総合的にアセスメントすることの重要性です．

先入観をいだかない

1 全身状態からのアセスメント

前述したように，開腹術後の腸管麻痺，イレウスなどの早期発見において大切なことは，腹部膨満や鼓腸などの腹部異常所見，聴診所見，バイタルサインなどをふまえた全身状態からのアセスメントです．

さらに総合的判断をするうえで重要な情報となるのが，原疾患や手術前の患者さんの腹部状態，申し送りや看護記録など，他の看護師からの情報です．

2 情報を視野に入れた聴診

聴診をする前には，このような情報を視野に入れ，目的意識をもって聴診することが重要です．しかし，同時に先入観をもって聴診をすることにもなり，聴診音や身体状況を正確に判断できないこともあるので注意が必要です．

【事例から】
患者：S状結腸がんにてS状結腸切除術・ストーマ造設術施行後

退院後はイレウスを繰り返し，結局イレウス解除術を受けることになりました．手術後3日目ごろより38℃台後半の発熱がみられ，腹痛の訴えもありました．また微弱な腸蠕動音も聴取されました．ストーマより緑色の水様便が少量みられており，便培養検査でグラム陽性球菌が検出されました．

このような場合，創痛なのか腹痛なのかを明確にするために腹部のフィジカルアセスメントを行います．

まず患者さんの腹部を視診します．次に聴診器を腹部に当てて聴診を行い，触診・打診と進めます．この一連の過程で大切なことは，患者さんとコミュニケーションをとりながら，落ち着いた雰囲気で患者さんの表情をしっかり観察することです．

手術後に創部が原因ではない腹痛が出現した場合，患者さんはさまざまな不安をいだく場合が多く，看護師のちょっとした態度や表情・行動で不安が増強することもあります．

情報の見きわめ

これらの情報を判断するときに，この患者さんはこれまでもイレウスを繰り返し，腸蠕動音も微弱であることから手術後も麻痺性イレウスの可能性が高いと先入観をいだきがちです．そうするとストーマからの緑色水様便や発熱の意味を重要視しない可能性があります．

その結果，看護介入としてイレウス予防のために離床を積極的に進めてしまい，MRSA腸炎に対する援助，たとえば脱水予防や感染対策などが十分実施できない場合もあるので，注意が必要です．

目的意識をもった聴診の実施と先入観のない判断を

「看護は観察からはじまる」といわれているように，私たち看護師は常に五感をはたらかせ，科学的根拠に基づいたフィジカルアセスメントを行っていく必要があります．

腹部聴診の異常所見を見逃さないためにも，病態生理の把握と多くの症例を経験し，正常・異常を自分自身で確認していくことが大切となります．その際，目的意識をもった聴診の実施と先入観のない判断をバランスよくすることが大事です．

また，患者さんに「触れる」「聴診する」という行為が，患者さんとの信頼関係を築くことに役立つということもあわせて視野に入れておきたいことです．

（城丸瑞恵，樋口恵子，大日方絵美子）

引用・参考文献

●心臓・血管系の聴診技術 A to Z

参考文献
1) 久代登志男：改訂増補版/心臓病における身体所見のとり方とその評価，第7版，財団法人ライフ・プランニング・センター健康教育サービスセンター，2002．
2) Constant, J. : Bedside Cardiology. 3rd ed., Little Brown and Co., 1985.
3) Abrams, J. : Essentials of Cardiac Physical Diagnosis. Lea & Febiger, 1987.
4) Hurst, J. W. et al. : The Heart. 7th ed., McGraw-Hill Book, 1990.
5) Horwitz, L. D. et al. : Signs & Symptoms in Cardiology. Lippincott, 1985.
6) Perloff, J. K. : Physical Examination of the Heart and Circulation. W. B. Saunders, 1982.
7) 日本高血圧学会高血圧治療ガイドライン作成委員会：高血圧治療ガイドライン2000年版．杏林社，2000．
8) 高橋敦彦，久代登志男，上松瀬勝男：日常診療における動脈硬化疾患の診かた考え方——動脈硬化の診断法　動脈硬化疾患スクリーニングのための医療面接と身体評価．診断と治療，90(11)：1947～1952，2002．

●呼吸器系の聴診技術 A to Z

参考文献
1) 日野原重明，岡安大仁ほか：ナースに必要な診断の知識と技術．第3版，p.43～79，医学書院，1983．
2) 日野原重明，岡安大仁ほか：バイタルサイン——そのとらえ方とケアへの生かし方．p.27～49，医学書院，1980．
3) 日野原重明総監，岡安大仁，岩井郁子責任編集：呼吸器疾患看護マニュアル．ナーシング・マニュアル4，学習研究社，1987．
4) 岡安大仁，道場信孝：バイタルサイン——診かたからケアの実際まで．JJNブックス，医学書院，1993．
5) 西崎統，蝶名林道彦編：ケアにいかす呼吸器検査．治療の知識．p.68～77，医学書院，1995．
6) 藤崎郁：フィジカルアセスメント完全ガイド．p.56～76，学習研究社，2002．

●腹部の聴診技術 A to Z

引用文献
1) 深井喜代子，阪本みどり，田中美穂：水又は運動負荷と温罨法の健康女性の腸音に及ぼす影響．川崎医療福祉学会誌，6：99～106，1996．
2) 竹内登美子編：術中/術後の生体反応と急性期看護．講義から実習へ　周手術期看護2，p.135，医歯薬出版，2000．

参考文献
1) 武藤輝一，田邉達三監：標準外科学．第7版，医学書院，1995．
2) 奈良信雄：臨床研修イラストレイテッド．基本手技〔診察と検査〕，改訂第2版，羊土社，1999．
3) 川島みどり，鈴木篤編：外科系実践的看護マニュアル．看護の科学社，1986．
4) 松本孝嗣，矢永勝彦：術後癒着性腸閉塞が発症した場合．消化器外科ナーシング，8(11)：93，2003．
5) 福井次矢，前川宗隆訳：写真でみるフィジカルアセスメント，p.105，医学書院，1977．
6) 薄井坦子，瀬江千史：看護の生理学1．p.132～137，現代社，1993．

INDEX

欧文

ABI	17
AR	19
AS	19
a波	24
bowel sounds	84
bruits	85
clapotage	88
ejection click	36
ejection sound	36
Erbの領域	28
$FEV_{1.0}$	59
$FEV_{1.0\%}$	59
friction rub	88
harsh murmur	42
K音	13
Levine分類	44
MR	19
OS	38
P_ACO_2	59
P_AO_2	59
PaO_2	60
pulsus celer	19
pulsus magnus	19
pulsus parvus	19
pulsus tardus	19
$P\bar{v}CO_2$	59
rumble	46
SaO_2	60
stomach growling	84
thrill	47
TP	38
tumor plop	38
vascular sounds	85
venous hum	86
v波	24
Yチューブ	4

和文

あ行

空き缶を足でつぶしたときの音	85
空きびん音性呼吸音	65
亜区域支	52
アナログ電子聴診器	9
粗い雑音	42
異常頸静脈拍動の心音図	25
異常呼吸音	65
異常な部位における気管支肺胞呼吸音	65
I音	29, 30
——と駆出音	39
——とⅡ音の鑑別法	33
——，Ⅱ音の亢進・減弱	32
——，Ⅱ音の強さ	32
——の分裂	39
Ⅳ音と——	39
Ⅰ型肺胞上皮	55
1秒率	59
1秒量	59
一般的聴診順序	71
胃のゴロゴロする音	84
いびき音	66
イヤピース	4, 6
——の選択	7
イレウス	88, 93
——の徴候	92
麻痺性——	85
癒着性——	85
咽頭	51
右室聴診部位	28, 38
内バネ式耳管	3, 6
右房の圧変化の指標	23
エルブの領域	28
遠雷様	46
オープンベル面	2
オープニングスナップ	38

か行

解剖学的死腔	58
化学的防御機能	61
拡散	59
拡張期逆流性雑音	45
拡張期血圧	14, 15, 16
拡張期雑音	29
拡張期の高調性心音	38
拡張期の低調性雑音	46
過剰心音	33
高いピッチの——	36
ガス交換	55
——機能	57
換気	57
——運動	50
——障害の関係図	59
——のしくみ	58, 62
間質	55
間質性肺炎	55
乾性ラ音	66
感度点検	8
機械的イレウス	93
気管・気管支	52
——の構造	52
気管呼吸音	63
——の聴診	71
気管支呼吸音	63, 65
気管支の分岐とその名称	53
気管支肺胞呼吸音	63
気管支山羊音	73
気腔	55
きしみ音	67
気道	50
——の抵抗	59
——・肺胞の構造	54
機能的イレウス	93
逆流性雑音	46
共振周波数特性	4
胸部聴診の部位	70
胸膜	54
——摩擦音	68
胸膜炎	68
金属音	85
区域支	52
空洞性呼吸音	65
駆出音	36
駆出クリック	36
駆出性雑音	45
クリック	36
駆出——	36
三尖弁逸脱による——	38
収縮期——	36
収縮早期に聴かれる——	36
収縮中期および後期の——	37
僧帽弁逸脱による——	37
K音	13
頸静脈の視診	17
頸静脈拍動の視診	23
頸動脈の触診	17
頸動脈拍動	19
——の触診	20
血圧測定器具	15
血圧測定法	13
血圧の左右差	16
血圧の上下肢差	16
血管音	85
——の聴診	91
血管雑音	21, 85
腎動脈狭窄による——	21
大動脈縮窄症の——	21
腹部——の聴取方法	22
腹部大動脈の——	21
血管内腔の狭窄	21
結合酸素	60
血流	60
——音の聴診部位	86
口腔	50
——聴診	73
後脛骨動脈の触診	17
高血圧症	37
拘束性障害	59

高調性雑音 …………………… 42	Ⅱ音と── …………………… 39	心房から心室への流入に伴う雑音 ……… 45
喉頭 …………………………… 52	病的── ………………… 35	水銀血圧計 …………………… 15
呼気時肺胞呼吸音 …………… 63	三尖弁 ………………………… 29	水泡音 ………………………… 66
呼気の延長 …………………… 74	──逸脱によるクリック … 38	スナップ音 …………………… 36
呼吸音 ………………………… 63	酸素化 ………………………… 50	スリル …………………… 21，47
──減弱・消失 ………… 65	耳管部 ………………………… 2	声音聴診 ……………………… 72
──の種類と聴診部位 … 64	死腔 …………………………… 58	正常呼吸音 …………………… 66
──の聴診 ……………… 62	死前喉音 ……………………… 66	正常Ⅱ音の分裂 ……………… 31
──の聴診部位による性状の差 …64	膝窩動脈の触診 ……………… 17	生理的Ⅲ音 …………………… 35
呼吸器系の機能 ……………… 57	実質性肺炎 …………………… 55	前胸壁拍動の触診 …………… 40
呼吸器系の構造 ……………… 50	湿性ラ音 ……………………… 66	漸減型 ………………………… 43
呼吸機能 ……………………… 57	収縮期逆流性雑音 …………… 45	前収縮期雑音 ………………… 46
──の三大要素 ………… 57	収縮期クリック ……………… 36	全収縮期雑音 ………………… 46
呼吸器の聴診 ………………… 69	収縮期血圧 ……………… 14，15，16	漸増型 ………………………… 43
呼吸に伴うⅡ音の分裂機序 …31	収縮期雑音 …………………… 29	喘息様呼吸音 ………………… 65
骨軋音 ………………………… 68	収縮期摩擦音 ………………… 68	蠕動運動 ……………………… 83
ゴロゴロ音 …………………… 46	収縮早期に聴かれるクリック …36	臓器別にみる機能の概観 …… 81
コロトコフ音 ………………… 13	収縮中期および後期のクリック …37	僧帽弁 ………………………… 29
混合静脈血二酸化炭素分圧 …59	収縮中期〜後期の高調性過剰心音 …37	──逸脱症 ……………… 38
混合性障害 …………………… 59	周波数特性 …………………… 4	──逸脱によるクリック …37
コンプライアンス …………… 35	終末気管支 …………………… 54	──狭窄症 ………… 32，42，46
さ行	術後合併症の早期発見 ……… 92	──閉鎖不全症 …… 19，35，46
	消化器官 ……………………… 79	測定の条件 …………………… 15
細気管支以下の構造 ………… 55	上下肢差 ……………………… 16	足背動脈の触診 ……………… 17
細葉 …………………………… 55	上行大動脈瘤 ………………… 37	側副血行路 …………………… 86
鎖骨上窩の聴診 ……………… 71	上肢下肢血圧比 ……………… 17	速脈 …………………………… 19
左室聴診部位 ……………… 28，38	小腸の特徴的な構造 ………… 81	外バネ式耳管 ………………… 6
左室肥大 ……………………… 41	小脈 …………………………… 19	**た**行
左室流出路聴診部位 ………… 28	静脈性雑音 …………………… 86	
雑音 ……………………… 13，42	──の聴取部位 ………… 87	大腿動脈の触診 ……………… 17
粗い── ………………… 42	上腕動脈の触診 ……………… 17	大動脈解離 …………………… 17
拡張期逆流性── ……… 45	触診できる雑音 ……………… 47	大動脈駆出音 ………………… 37
拡張期── ……………… 29	触診法 ………………………… 16	大動脈縮窄症 ………………… 17
拡張期の低調性── …… 46	触知部位 ……………………… 18	──の血管雑音 ………… 21
逆流性── ……………… 46	心音 …………………………… 26	大動脈弁 ……………………… 29
駆出性── ……………… 45	──が2つ聴かれる場合 …39	──狭窄症 …… 19，37，42，44
血管── …………… 21，85	──，心雑音と耳の閾値 …42	──閉鎖不全症 …19，37，44，46
高調性── ……………… 42	──，心雑音の記載方法 …44	大脈 …………………………… 19
収縮期逆流性── ……… 45	──の発生機序 ………… 29	ダイヤフラム型チェストピース …27
収縮期── ……………… 29	心雑音 …………………… 26，41	ダイヤフラム締付けリング …… 5
静脈性── ……………… 86	──の表現方法 ………… 44	ダイヤフラム面 ………… 2，6，69
触診できる── ………… 47	心室コンプライアンスが低下 …36	──の点検 ……………… 8
心── ………………… 26，41	心室中隔欠損症 ………… 35，47	ダイヤモンド型 ……………… 43
心房から心室への流入に伴う── …45	心周期 ………………………… 29	多目的聴診器 ………………… 6
前収縮期── …………… 46	振水音 ………………………… 88	断続性呼吸音 ………………… 65
全収縮期── …………… 46	──の聴診 ……………… 91	断続性副雑音 ………………… 67
低調性── ……………… 42	心尖拍動 ……………………… 40	チェストピース ………… 2，5，27
──の大きさ …………… 42	心臓からの音 ………………… 26	──の構造 ……………… 3
──のピッチ …………… 42	心臓の構造 …………………… 12	遅脈 …………………………… 19
副── …………………… 66	振盪音 ………………………… 68	腸管の蠕動運動のしくみ …… 83
房室血流に伴う── …… 46	腎動脈狭窄による血管雑音 … 21	腸管の分節運動のしくみ …… 82
左右差 ………………………… 16	心内圧曲線 …………………… 29	腸絨毛 ………………………… 81
Ⅲ音 …………………………… 33	心包炎 ………………………… 68	聴診音検出部 ………………… 2
生理的── ……………… 35	心房音 ………………………… 36	聴診音検出のメカニズム …… 4

98

聴診音伝達部 …………………………4	肺雑 ……………………………………66	変態性呼吸音 …………………………65
──の長さ ………………………………8	肺静脈 …………………………………56	弁の開閉 ……………………………29, 30
聴診間隙 ………………………………13	肺水腫 …………………………………67	弁の閉鎖と心音 ………………………29
聴診器 …………………………………2	肺性副雑音 ……………………………67	防御機能 ………………………………61
──各部の働き …………………………5	肺線維症 ………………………………67	房室血流に伴う雑音 …………………46
──感度の確認 …………………………8	肺動脈 …………………………………56	房室弁 …………………………………29
──の構造 ………………………………2	──駆出音 ……………………………37	
──の固有振動と共振点 ………………4	肺動脈弁 ………………………………29	**ま**行
──の消毒・手入れ ……………………8	──狭窄症 ……………………………37	膜面 ……………………………………2
聴診時の注意点 ………………………74	肺内気管支 ……………………………54	末梢血管の触診 ………………………16
聴診における記載例 …………………43	肺胞 ……………………………………55	麻痺性イレウス ………………………85
聴診による血圧測定法 ………………15	──での換気量 ………………………57	マンシェット …………………………15
聴診部位 ………………………………28	──と血液とのガス分圧差 …………60	──の適正な幅 ………………………16
聴診方法と手順 ……………………69, 90	肺胞呼吸音 ……………………………63	──の巻き方 …………………………15
腸蠕動音 ………………………………84	──の聴診 ……………………………71	右下腹部 ………………………………84
──の異常 ……………………………85	肺胞内酸素分圧 ………………………59	右主気管支 ……………………………52
──の聴診 ……………………………90	肺胞内二酸化炭素分圧 ………………59	耳穴へのセット ………………………7
低調性雑音 ……………………………42	半月弁 …………………………………29	耳の閾値 ………………………………42
笛音 ……………………………………66	皮下気腫 ………………………………68	免疫学的防御機能 ……………………61
電子聴診器 ……………………………9	皮下捻髪音 ……………………………68	
デジタル── …………………………10	鼻腔 ……………………………………50	**や らわ**行
橈骨動脈の触診 ………………………17	肥大型心筋症 …………………………19	有響性あるいは金属性水泡音 ………66
動脈管開存症 …………………………35	左主気管支 ……………………………53	幽門狭窄 ………………………………88
動脈血酸素分圧 ………………………60	非肺性副雑音 …………………………68	遊離酸素 ………………………………60
動脈硬化 ………………………………17	病的Ⅲ音 ………………………………35	癒着性イレウス ………………………85
動脈の触診 ……………………………18	非連続性副雑音 ………………………66	葉気管支 ………………………………52
動脈瘤 …………………………………85	副雑音 …………………………………66	Ⅳ音 ……………………………………36
等容収縮期の反時計回りの回転 ……40	──の種類とその記載法 ……………68	──とⅠ音 ……………………………39
努力呼気肺活量 ………………………59	──の発生機序 ………………………66	ラ音 ……………………………………66
	腹痛と創痛の見きわめ ………………93	ラパポート型聴診器 …………………6
な行	腹部音の聴診 …………………………84	ランブル ……………………………13, 46
Ⅱ音 …………………………………29, 30	腹部血管雑音の聴取方法 ……………22	リーク …………………………………8
Ⅰ音と──の鑑別法 …………………33	腹部消化器官の機能 …………………81	リウマチ性の僧帽弁狭窄症 …………32
Ⅰ音，──の強さ ……………………32	腹部消化器官の構造 …………………78	類鼾音 …………………………………67
正常──の分裂 ………………………31	腹部大動脈瘤の血管雑音 ……………21	連続性副雑音 …………………………67
──聴取時の前傾位 …………………31	腹部大動脈の聴診 ……………………91	肋骨骨折 ………………………………68
──とtumor plop ……………………39	腹部聴診音の異常所見 ………………93	Yチューブ ……………………………4
──とオープニングスナップ ………39	腹部聴診のポイントとその根拠 ……89	
──とⅢ音 ……………………………39	腹部の境界域 …………………………85	
──の呼吸性分裂 ……………………31	腹部の動脈音聴取部位 ………………85	
──の分裂 ……………………………39	腹部のフィジカルアセスメント ……94	
Ⅱ型肺胞上皮 …………………………55	腹膜炎 …………………………………85	
二酸化炭素の運搬 ……………………60	腹膜摩擦音 ……………………………88	
捻髪音 ………………………………66, 74	──の聴取部位 ………………………87	
	物理的防御機能 ………………………61	
は行	プラトー型 ……………………………43	
肺 ………………………………………54	分節運動 ………………………………82	
──の血管 ……………………………56	閉塞性障害 ……………………………59	
──の細部構造 ………………………55	ペクトロキー …………………………73	
──の神経系 …………………………56	ヘモグロビン酸素解離曲線 …………60	
──の聴診 ……………………………69	ヘモグロビン酸素飽和度 ……………60	
肺炎 ……………………………………67	ベル型チェストピース ………………27	
肺活量 …………………………………58	ベル面 …………………………………2, 6	
肺高血圧症 ……………………………37	──の感度点検 ………………………8	

ナースのための 聴診スキルの教室

2007年 3月15日　初　版　第 1刷発行
2015年 6月25日　初　版　第10刷発行

監　修　　岡安　大仁
　　　　　おかやす　まさひと
発行人　　影山　博之
編集人　　向井　直人

発行所　　株式会社 学研メディカル秀潤社
　　　　　〒141-8414 東京都品川区西五反田 2-11-8
発売元　　株式会社 学研マーケティング
　　　　　〒141-8415 東京都品川区西五反田 2-11-8

Ｄ Ｔ Ｐ　　有限会社 Vincent
印刷所　　三晃印刷株式会社
製本所　　同　　上

この本に関する各種お問い合わせ先
【電話の場合】
●編集内容については Tel 03-6431-1237(編集室)
●在庫，不良品(落丁，乱丁)については Tel 03-6431-1234(営業部)
【文書の場合】
●〒141-8418　東京都品川区西五反田 2-11-8
　　　　　　学研お客様センター『ナースのための聴診スキルの教室』係

©M.Okayasu, et, al. 2007.　Printed in Japan
●ショメイ：ナースノタメノチョウシンスキルノキョウシツ
本書の無断転載，複製，複写(コピー)，翻訳を禁じます．
本書を代行業者等の第三者に依頼してスキャンやデジタル化することは，たとえ個人や家庭内の利用であっても，著作権法上，認められておりません．
本書に掲載する著作物の複製権・翻訳権・上映権・譲渡権・公衆送信権(送信可能化権を含む)は株式会社学研メディカル秀潤社が保有します．

JCOPY 〈(社)出版者著作権管理機構委託出版物〉
本書の無断複写は著作権法上での例外を除き禁じられています．複写される場合は，そのつど事前に，(社)出版者著作権管理機構(電話 03-3513-6969, FAX 03-3513-6979, e-mail: info@jcopy.or.jp)の許諾を得てください．

　本書に記載されている内容は，出版時の最新情報に基づくとともに，臨床例をもとに正確かつ普遍化すべく，著者，編者，監修者，編集委員ならびに出版社それぞれが最善の努力をしております．しかし，本書の記載内容によりトラブルや損害，不測の事故等が生じた場合，著者，編者，監修者，編集委員ならびに出版社は，その責を負いかねます．
　また，本書に記載されている医薬品や機器等の使用にあたっては，常に最新の各々の添付文書や取り扱い説明書を参照のうえ，適応や使用方法等をご確認ください．

株式会社 学研メディカル秀潤社